慢性病
安全用药220问

＊ 孙维红　付雪艳／主编 ＊

U0334766

中国中医药出版社
·北京·

图书在版编目（CIP）数据

慢性病安全用药220问 / 孙维红，付雪艳主编. --北京 : 中国中医药出版社，2016.5

ISBN 978-7-5132-3242-5

Ⅰ．①慢… Ⅱ．①孙… ②付… Ⅲ．①慢性病－用药法－问题解答 Ⅳ．①R452

中国版本图书馆CIP数据核字(2016)第065868号

中 国 中 医 药 出 版 社 出 版
北京市朝阳区北三环东路28号易亨大厦16层
邮政编码 100013
传真 010 64405750
廊坊市三友印务装订有限公司印刷
各地新华书店经销
＊
开本 880×1230 1/32 印张 5.5 字数 88 千字
2016 年 5 月第 1 版 2016 年 5 月第 1 次印刷
书号 ISBN 978-7-5132-3242-5
＊
定价 15.00 元
网址 www.cptcm.com

《慢性病安全用药220问》

 编委会

主　编 孙维红　付雪艳

副主编 文友民　张立成

编　委（按姓氏笔画排序）

王小萍　　王颖丽　　白　慧　　刘俊梅　　闫　璐

纪红燕　　苏利红　　吴玉霞　　宋　玲　　张　楠

张　鹏　　费平霞　　党宏万　　高　华　　郭若冰

彭　力　　黑　晶

前　言

　　慢性病是指病程较长，很难或几乎不能治愈，需要长期治疗的疾病。主要包括高血压、冠心病、糖尿病、脑卒中、恶性肿瘤、慢性阻塞性肺部疾病等。慢性病死亡率和致残率较高，严重危害国民健康。伴随着工业化、城镇化、老龄化进程的加快，我国慢性病发病人数逐年增加，现有确诊患者2.6亿人。慢性病导致的死亡人数已经占到我国总死亡人数的85%，疾病负担已占总疾病负担的70%，是群众因病致贫返贫的重要原因。慢性病若得不到及时有效的控制，将带来严重的社会问题。

　　慢性病防治虽然形势严峻，但可防可控。国内外防治慢性病的经验表明：建立正确的生活方式可以将慢性病患者减少一半左右。大多数慢性病患者需要在医师指导下长期或终生服药治疗，但是只要规范治疗，绝大多数慢性病患者也可以健康长寿。

　　针对我国慢性病高发且指导慢性病患者安全用药的科普读物不多的现状，我们组织临床药学和医学专家编写了这部《慢性病安全用药220问》科普读物。本书采用问答形式，帮助慢性病患者了解安全用药相关知识。本书内容包括安全用药常识、慢性病安全用药基本知识，慢性病安全用药指南。其中系统地解答了高血压、冠心病、高脂血症、脑血管病、糖尿病、呼吸系统疾病及其他慢性病的安全用药知识。

安全合理用药就是要做到根据病人病情、体质和药物药性等情况，适当选择药物，真正做到"对病下药"，同时以适当的方法、适当的剂量、适当的时间准确用药，并且注意药物的禁忌、不良反应、相互作用等，做到少花钱，安全、有效、合理用药。

本书的编写目的就是通过科学普及慢性病安全用药知识，将慢性病用药潜在危险关口前移，使慢性病患者走出用药误区和盲区，帮助慢性病患者提高药物安全自我认知，建立合理用药行为。我国慢性病防治是一个长期、艰苦的工作，需要全社会的关注和支持，衷心希望更多的医务工作者、科技工作者能够积极参与到慢性病安全合理用药科普宣传工作中，为建设健康中国贡献力量。

《慢性病安全用药 220 问》编写组

2016.3

内容提要

　　慢性病是指病程较长，很难或几乎不能治愈，需要长期治疗的疾病。因慢性病具有病程长，难治愈的特点，所以在用药方面存在服药周期长、药物剂型种类多、服用时间相对固定等问题。患者及家属对相关知识掌握不足，这就需要我们医疗工作者为广大患者及家属提供简明又易于操作的安全用药知识指南，以指导他们安全合理用药。本书共分为三大部分，包括慢性病安全用药基本知识、慢性病安全用药指南、安全用药常识，系统地解答了高血压、冠心病、高脂血症、脑血管病、糖尿病、慢性呼吸系统疾病及其他慢性病的安全用药知识。本书采用一问一答的形式，不仅方便读者学习，也方便患者及家属在遇到问题时及时查阅。

目　录

第一篇　慢性病安全用药基本知识

第二篇　慢性病安全用药指南

一　高血压安全用药

第三篇　安全用药常识

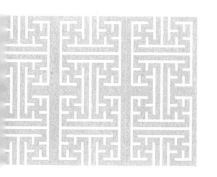

第一篇

慢性病安全
用药基本知识

1.什么是安全用药

　　安全用药就是根据患者病情、体质和药物的药理药性等综合考虑，选择合适的药物，真正做到"对症下药"。同时以适当的方法、适当的剂量、在适当的时间用药。注意药物的禁忌、不良反应、相互作用等。在疗效相同的药物中可以根据患者的经济情况选择价格适当的药品。这样就可以做到安全、合理、有效、经济用药。

2.如何安全合理选择药物

　　（1）考虑用药的安全性：由于药物具有特殊的药理、生理作用，使其具有两重性，即有效性和不安全性，包括毒副作用，不良反应等。所谓"是药三分毒"，提醒人们请注意药物有害的一面。

　　（2）考虑药品的有效性：药物治疗有效与否受多种因素影响，包括患者所患疾病的轻重、心理状态、药物相互作用、并发症和饮食运动影响等。

　　（3）考虑药品是否适当：用药适当表现在给药过程的各个环节。对患者作出准确诊断并确定治疗目的后，要正确选择药物，制定恰当的剂量、单剂量给药的间隔时间、适当的治疗天数和治疗周期、适宜的给药途径、适当的联合用药，这些都是合理用药的基本要求。

（4）考虑患者的经济承受能力：即以尽可能少的药费支出换取尽可能大的治疗收益，减轻患者的经济负担，找到一种经济有效的治疗方案，实现"少花钱，治好病"的目标。

3. 安全用药须掌握哪些原则

（1）剂量适当：治疗慢性病时一般要从小剂量开始用药，对于年龄较大、体重较轻、体质较差的老年患者，先从成人剂量的 1/10 或 1/5 开始，然后密切观察，之后视情况进行调整。

（2）种类要少：严格掌握用药指征，用药须少而精，患有多种疾病的老年人在用药时，要注意联合应用药物的相互作用和可能产生的毒副反应，一种药品起效时尽量不要联合用药，尽可能将药品数量控制在 5 种以下。

（3）最佳时间：不同的药物，均有各自的最佳吸收和起作用时间，按规律给药，可以事半功倍。如胰岛素，在凌晨 4 ~ 6 时给药，其效果明显，激素在上午 6 ~ 8 时给药，可以提高疗效，减少激素的不良反应。有些铁剂、抗生素、抗肿瘤药，对胃肠道刺激较大，饭后服用可以减轻胃肠不适。健胃药、抗酸药、胃肠解痉止痛药、降糖药、利胆药等药物，则要在饭前服用才能收到良好的疗效。

（4）遵从医嘱：慢性病如高血压、糖尿病、冠心病的治疗用药时间较长，大多数须要终身治疗，个体化用药治疗非常重要，停药换药须在医生的指导下进行。

（5）注意药物不良反应：药物大多有一定的副作用，要根据患者的年龄、病情及以往有无药物过敏史，慎重选用药物。服药后如有不适，应及时告知家人和医生，必要时须到医院就诊。

4. 慢性病用药时须要注意什么

慢性病是指在短期内较难治愈或迁延难愈的疾病，它在用药上与一般疾病存在着不同的特点。慢性病患者的用药主要应注意以下几个方面：

（1）用药须规范：慢性病患者由于疗程长，所以用药治疗不能心急，应当在医生的指导下，按照治疗方案用药，做到足量、准时、定期，切忌"三天打鱼，两天晒网"，更不能擅自中断用药，不顾疗程和治疗进度，否则将会产生严重的不良后果。

（2）严防蓄积中毒：长期用药时，累积药量较多，必然会增加人体解毒器官肝脏的负担。长期患病的人，体质本来偏差，尤其要注意肝功能和肾功能的损害，一旦发现肝肾功能有所损害，就必须警惕。由于不同的药物在人体内吸收、排泄的速度不同，故慢性病患者如果代谢功能下降则应防范发生药物蓄积中毒。

（3）避免滥用药物：慢性病患者有时患有多种疾病，用药种类也相对较多，一些药物相互作用后会产生毒性，不但起不到治疗作用，反而会危害身体。因此，慢性病患者用药应该针对主要疾病施治，绝不能乱用药。

（4）尽量避开损伤肝肾的药物：一方面，要选择肝毒性小的药物，另一方面要尽量避免多药同用。作用相似的两种药物尽量不要同用，或者剂量减半。

5. 慢性病患者漏服药品时是否需要补服

慢性病患者漏服药品时，切忌自作主张随意补服，以免造成因血药浓度突然升高而引起的药物中毒。是否需要补服，得根据漏服药品的具体情况而定。一般来说，如果时间处于两次用药时间间隔一半以内的，可以按量补服，下次服药再按原时间间隔；如果超过用药时间间隔的一半以上，则不需要再补服。

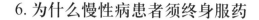

6. 为什么慢性病患者须终身服药

大家知道药物对人体有作用，同时人体也对药物有"反作用"。这个人体对药物的作用，称为"药代动力学"，这也是决定药物的用法用量的基础。药物在体内，要随血液分布到各处，遇到相应的部位会产生作用（或副作用）；同时，也会随血流带进肝脏、肾脏。肝脏的许多药酶，会代谢部分药物，可让药物失去活性。肾脏生成尿液的功能，会把部分药物留在尿液里，随尿被排出体外。体内的血液循环会不停地把药物带到肝脏或肾脏，于是，药物在体内的量就随时间的流逝逐渐减少。药品说明书中的"半衰期"，就是用来描述药物从体内消除的速度。如卡托普利约 3 小时，氯沙坦则要长一些。当体内药物量低于药物最小有效剂量时，就没有药效了。所以过一定时间须再服药。至今未出现吃一次可管一辈子，或管很长时间的药物，所以慢性病患者须终身服药就是这个道理。

7. 什么是药品不良反应

合格药品在正常用法用量下，出现的与用药目的无关或意外的有害反应，称为药品不良反应。它不包括无害或故意超剂量用药引起的反应，以及用药不当引起的反应。药品不良反应是药品固有特性所引起的，任何药品都有可能引起不良反应。主要有副作用、过敏反应、继发反应、毒性反应、致畸、致癌、致突变等反应。

8. 什么是药品的副作用

药品的副作用，也叫副反应，是指药品按正常剂量服用时所出现的与用药目的无关的其他作用，这些作用本来也是其药理作用的一部分。例如阿托品具有解除胃肠道肌肉组织痉挛的作用，同时也具有扩大瞳孔的作用。当患者服用阿托品治疗胃肠道疼痛时，容易产生视物不清的副作用。

因此，患者初次服用某种药物时，一般从较低剂量开始，服用后仔细注意疗效，有没有副作用。如疗效、副作用均不明显，可适当增加剂量，但不能超过最大治疗剂量。并且增加剂量后应密切观察有无不良反应。

9. 什么是药品的毒性反应

毒性反应也叫毒性作用，是指药物引起身体较重的功能紊乱或组织病理变化。一般是由于患者的个体差异，病理状态或合用其他药物导致敏感性增加而引起的。那些药理作用较强，治疗剂量与中毒剂量较为接近的药物容易引起毒性反应。此外，肝、肾功能不全者，以及老人、儿童易发生毒性反应。少数人对药物的作用敏感，或者自身的肝肾功能不正常，在常规治疗剂量范围内就可能出现别人过量用药时才会出现的症状。

10. 什么是药品的过敏反应

药物过敏反应又称为变态反应，是患者对某种药物的特殊反应。其机理为药物或药物在体内的代谢产物作为抗原，与机体特异性抗体发生反应，或激发致敏淋巴细胞而造成组织损伤或生理功能紊乱。该反应仅发生在少数患者身上，和药物已知作用的性质无关，和剂量无线性关系，反应性质各不相同，不易预知，一般不发生于首次用药。初次接触时需要诱导期，停止给药过敏反应消失，化学结构相似的药物易发生交叉或不完全交叉的过敏反应，某些疾病可使药物对机体的致敏性增加。药物引起的变态反应包括速发、迟发等 4 种类型，临床主要表现为皮疹、血管神经性水肿、过敏性休克、血清病综合征、哮喘等。对易致过敏的药物或过敏体质者，用药前应做过敏试验。

11. 哪些人容易发生药品不良反应

一般认为，老年人、妇女、儿童和患有肝脏、肾脏、神经系统、心血管系统等疾病的人，容易发生药品不良反应。孕妇、哺乳期妇女服用某些药物还可能影响胎儿、乳儿的健康。

12. 怎样预防药品不良反应

预防药品不良反应首先应合理用药，避免药物的滥用；其次，只要采取一些简单的措施，就可以避免或减少许多药品不良反应。以下是预防一些常见病用药引起不良反应的办法：

（1）高血压或慢性水肿的患者，须长期服用排钾利尿药，如速尿、双氢克尿噻、寿比山等，从而引起低钾血症，导致肌肉无力。服药的同时可加服适量的氯化钾，多吃含钾丰富的食物等。

（2）抗高血压药物肼苯哒嗪长期服用容易导致缺铁性贫血，服用期间要补充铁剂，如硫酸亚铁等。

（3）结核病患者需要长期服用异烟肼，容易导致维生素 B_6 缺乏。患者可以根据情况适当加服维生素 B_6，但用量不宜过大，因为维生素 B_6 有抗异烟肼的抗结核作用。

（4）长期服用糖皮质激素类药物，如醋酸可的松，

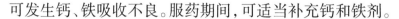

可发生钙、铁吸收不良。服药期间，可适当补充钙和铁剂。

（5）长期服用水杨酸钠会抑制肝脏凝血酶，导致出血倾向。可以在服药的同时加服止血药，如维生素 K_3。

13. 为什么药品的不良反应不可预测

药品不良反应的诱发因素有非药品因素及药品因素两类。前者包括年龄、性别、遗传、敏感性、疾病等；后者包括药品的毒副作用、药品的相互作用以及赋型剂的影响等。因此，同一药品不良反应，在不同年龄、不同性别、不同种族、不同疾病的患者中可能表现不尽相同，再加上药物及其制剂中赋型剂的影响，问题更为复杂，这就是药品不良反应不可预测的原因。

14. 中老年人为何容易发生药品不良反应

（1）老人用药繁多：据统计，85% 的 75 岁以上患者需长期用药维持，34% 的患者每天使用 3 ~ 4 种药物。最常用的药物有镇静药、利尿药、抗焦虑与抗抑郁药、安眠药和洋地黄等，这些药物大多都有较明显的副作用。

（2）老年人由于患病多、服药多，机体免疫功能也较差，当血药浓度水平增高时，容易发生药物过敏等不良反应。

（3）人体内自稳恒定机制的功能随年龄增长而减弱。老年人中枢神经对药物的敏感性增强，易受外来物质（包括药物）的干扰，药物效应相对增强，从而易产生副反应。

（4）老年人对药物治疗的依从性差，依从性系指谨慎地遵照医嘱服药的行为。据调查，老年人不遵照医嘱服药者达 60%，产生原因可能与记忆力减退、对药物了解不够或忽视按规定服药的重要性有关。

15. 中老年人如何预防药品不良反应

（1）用药要少而精：治病不要面面俱到，老年人病多也要分清疾病的主次，先治疗主病和急病，以少而精为用药原则。用药杂，药物在体内会产生拮抗作用，降低疗效，还易出现药物不良反应。

（2）剂量宜从小到大：老年人对一些药物敏感性高。尤其是一些需长期服用的药物，更应严格控制剂量。最好从常规剂量的一半开始服，逐渐加大，至出现疗效即不再增加。

（3）避免突然停药：如降压药、降糖药及一些激素类药物，在未经医生同意的情况下，不要擅自突然停药，否则可引起血压或血糖升高。有时会导致恶心、呕吐、发热等症状，使病情反复或加重。

（4）能口服的药物不用针剂：口服药相对安全，出现不良反应也较轻。针剂导致的不良反应大多症状较重，给抢救带来困难。静脉给药尤其要慎重。

（5）按时间服药：药物说明书上明确标明何时服药，如饭前、饭后或睡前服等，要严格遵守。因为有些药物的疗效与服用时间密切相关，忽略这点不仅直接影响疗效，而且还会产生毒副作用。

16. 何谓药源性疾病

药源性疾病又称药物诱发性疾病，是由某种药物或数种药物之间相互作用而引起的与治疗作用无关的药物不良反应。这种不良反应持续时间较长，反应程度较重，当造成某种疾病状态或造成器官局部组织功能性、器质性损害时，就称为药源性疾病。如庆大霉素引起的神经性耳聋，肼屈嗪引起的红斑狼疮等。药源性疾病比药物不良反应严重，但如果发现得早，治疗及时，绝大多数可以减轻症状或者痊愈。若不能发现，耽误了救治，则可能引起不可逆转的损害，甚至终身致残直至死亡。

17. 何谓耐药性

耐药性是患者机体对药物产生抵抗的性能，又称为抗药性。对产生抗药性的病原体使用抗菌药物往往会导致治疗失败。在剂量不足或不恰当地长时间使用某一种药物时更易产生耐药性。因此使用抗菌药物应在医生或药师指导下合理使用。

18. 何谓药物依赖性

慢性病患者，服药时间长，容易发生药物依赖性。药物依赖性可分为心理依赖性和生理依赖性两种类型。

（1）心理依赖性：某种药物反复应用后，因各种原因停用，在患者心理上会产生强烈的、不可控制的用药欲望，以求得心理安慰或获得欣快感，因此会产生心理依赖性。可以引起心理依赖性的药物有巴比妥类药和其他镇静安眠药，如安定、眠尔通、利眠宁等。某些兴奋类饮料，如咖啡因、烈性酒，浓茶等也可产生心理依赖性。

（2）生理依赖性：停用某种药物后，机体产生严重的生理机能障碍，继用后障碍缓解，称为生理依赖性。可以产生生理依赖性的药物主要为麻醉性镇痛药，如吗啡、杜冷丁等。其他药物，如常用的止痛药，一般为复方制剂，常含有咖啡因、非那西丁，滥用也可产生依赖性，甚至戒断症状。

19. 何谓药物耐受性

某些人连续服用某种药物后，身体对该药物的敏感性、反应性降低，须要增加用量，甚至接近中毒量才能产生原有的治疗作用，这种现象称为药物耐受性。为了防止耐药性的产生，应避免长期使用同一种药物，可采取间歇用药或同类药物中其他药物交替使用的办法。有时，个别患者对从来没有用过的药物也能耐受很大的药量，称为先天耐药性，这种先天耐药性会长期保留。

20. 什么是药物相互作用

药物相互作用，即药物与药物之间的相互作用，是指一种药物改变了同时服用的另一种药物的效应。其结果是一种药物的效应加强或削弱，也可能导致两种药物的效应同时加强或削弱。药物相互作用可分为以下两种：

（1）药代学的相互作用：指一种药物改变了另一种药物的吸收、分布或代谢。例如，抗酸药中的 Ca^{2+} 离子，与四环素螯合，这种螯合物不能被吸收，从而影响四环素的吸收，影响疗效。

（2）药效学的相互作用：指激动剂和拮抗剂在器官受体部位的相互作用。

21. 哪些药品容易出现药物相互作用

治疗指数低的药物易出现药物相互作用，即剂量稍有变化药理作用即有明显变化的药物，此类药物须监测血药浓度。酶诱导剂和酶抑制剂都容易发生药物相互作用。常见的易出现药物相互作用的药物包括口服抗凝药、口服降糖药、抗生素药、抗心律失常药、强心苷药和抗过敏药等。

22. 哪些因素与药物相互作用有关

临床药物相互作用的发生率与同时用药的种类多少有关，据统计，同时使用 5 种左右的药物，药物相互作用的发生率为 3% ~ 5%，同时使用 10 ~ 20 种药物时，其发生率约为 20%。另外身体代偿能力、肝肾功能也会影响药物的相互作用。故急性病患者、肝肾功能不全者、老年人、新生儿都容易出现药物相互作用。

23. 合理使用抗菌药物的原则是什么

合理使用抗菌药物的原则通常为：①有效控制感染，争取最佳疗效；②预防和减少抗菌药物的不良反应；③注意合适的剂量和疗程，避免产生耐药菌株；④密切注意药物对人体内正常菌群的影响；⑤根据微生物的药敏实验，调整经验用药，选择有针对性的药物；⑥确定给药途径，防止浪费。

24. 滥用抗生素有何危害

（1）诱发细菌耐药：几乎没有一种抗生素不存在耐药现象。据文献报道，耐红霉素的金黄色葡萄球菌已超过 50%，耐头孢菌素的菌株已达 40% 以上，耐喹诺酮的菌株在 35% 左右。

（2）损害人体器官：抗生素在杀菌同时，也会造成人体损害。如喹诺酮类可致年幼动物软骨损害，使承重骨关节出现水疱，少数患者出现关节痛和炎症。此外，四环素、利福平、红霉素均可引起肝损害。

（3）导致二重感染：在正常情况下，人体的口腔、呼吸道、肠道都有细菌寄生，寄生菌群在互相拮抗下维持着平衡状态。如果长期应用广谱抗生素，敏感菌群会被杀灭，而不敏感菌群则乘机繁殖，未被抑制的细菌、真菌及外来菌也可乘虚而入，诱发再一次的感染。

（4）浪费医药资源：抗生素的生产有天然生成、半合成、合成3种方法，其中前两种都需粮食作为培养基，且新的抗生素价格昂贵，滥用会使资源浪费和治疗费用居高不下。

25.如何合理使用抗菌药物

抗菌药物应遵医嘱用药，在使用的过程中应注意以下几点：①及早并尽可能地分离患者标本上的病原体，确定后做药物敏感实验。②熟悉抗生素的抗菌活性、抗菌谱、药代动力学和不良反应，从药效学、药动学、安全性和经济性综合权衡利弊，结合药敏实验结果制定用药方案。③注意给药方法的合理性，调整给药方案。④注意特殊人群在选用药物品种、剂量、疗程上的特殊性。⑤尽量不在皮肤与黏膜上使用抗生素。

26.服用抗菌药物时如何注意给药间隔

以往的"白天给药，晚间停用"方案，通常不符合抗菌药物的特点。现在大多数抗菌药物的日剂量可平分为 2 ~ 3 次，每日 2 次者，可在 8 时及 20 时各给一次，每日 3 次者可在 6 时、14 时及 22 时分别给药一次。一般没有必要 24 小时持续静滴抗菌药。患者应严格按照说明书的要求使用。

27. 家庭抗菌药物的使用误区有哪些

不少家庭在使用抗菌药物方面存在许多误区，常见的有以下几种：

（1）药品越贵越好：实际上药品并不是"便宜没好货，好货不便宜"的普通商品，只要用之得当，几分钱的药物也可达到药到病除的效果。随意滥用药物目前比较普遍，如很多人用抗菌药物治疗感冒。虽然抗菌药物能抗细菌和某些微生物，但却不能抗病毒，而感冒大多属病毒感染，随意使用只会增加副作用、使细菌产生耐药性。

（2）不按量、按疗程服药：许多患者，病情较重时尚能按量服药，一旦病情缓解，服药便随心所欲。抗菌药的药效是来源于有效的血药浓度，如达不到有效的血药浓度，不但不能彻底杀灭细菌，反而会使细菌产生耐药性。对于确属细菌感染的疾病，要根据引起疾病的不同菌种选择相应的药物。

（3）一些人认为只要是抗菌药物就能消炎，甚至为使疾病早日痊愈同时使用几种抗菌药物，殊不知每种抗菌药物的抗菌谱不同，用药不当，轻则达不到理想疗效或使药效降低，重则增加药物毒副作用，危及健康。

28. 对青霉素过敏的患者同时对头孢菌素过敏吗

青霉素和头孢菌素都属于 β - 内酰胺类抗生素，主要区别在于青霉素是 6- 氨基青霉烷的衍生物，而头孢菌素是 7- 氨基头孢烷的衍生物。它们的抗菌原理和作用相似，都是通过干扰细菌细胞壁的合成，加速细胞壁的破坏而起杀菌作用。青霉素可能引起过敏性休克，而对青霉素过敏者，仅有少数对头孢菌素过敏。通常青霉素过敏患者可以谨慎使用头孢菌素，但对于青霉素严重过敏患者，如过敏性休克、剥脱性皮炎，则禁用头孢菌素。

29. 抗菌药与"消炎药"有何不同

在日常生活中，很多人把抗菌药叫做"消炎药"，混淆了两者的概念。严格来讲，抗菌药与消炎药是两类不同的药物。抗菌药是指能杀灭或抑制细菌、真菌等微生物并治疗由其引起的感染的药物，有些还具有抗肿瘤及其他作用。根据化学结构的不同，目前广泛应用的抗菌药主要有以下几类：青霉素类、头孢菌素类、氨基糖苷类、大环内酯类、喹诺酮类、碳青霉烯类等。而消炎指能够消除机体炎症反应的药物，这只是老百姓常用的说法，医学上真正的"消炎药"是指具有抗炎作用的药物，称为抗炎药，包括我们平时吃的退热药，如芬必得、对乙酰氨基酚（扑热息痛）等，还包括各种激素。

30. 为什么选用中药防治慢性病须慎重

中药因具有调理作用而得到广泛应用。然而，迄今为止尚未筛选出一种具有较强降压、降糖和降脂作用的中药。如果长期依赖效果不实的中药，而忽视了针对性的非药物和药物治疗，可能会导致疾病状态长期得不到控制，久而久之，会导致靶器官受损直至慢性病事件的发生。一些不法药商，抓住群众认为"中药副作用小，可以放心吃"的心理，大肆宣传"纯中药制剂"，肆无忌惮地夸大其防治效果，如"某某祖传药方"可以治疗各种慢性病，不仅延误病情，还给百姓造成了巨大的经济负担。一些中成药为保证治疗效果，还暗地里添加了廉价的西药成分，使得副作用无法判断。提醒广大居民，中药不是绝对无副作用，任何药物都不能包治百病，选用中药防治慢性病也须慎重。

31. 老年人服用中成药应遵循哪些准则

（1）对症下药：大多数老年患者喜欢服中成药，他们只注意药品名称和自己的疾病，而对药物的组成、功效和适应证是否适合自己了解不透。若药物只对病却不对症，不仅起不到好的疗效，有时还会适得其反。

（2）正确掌握用法用量，确保安全用药：老年人由于各种器官功能的衰退，对药物耐受力差，个体差异较大，半衰期延长，对于一些含有毒性或药性猛烈的药物，若剂量过大，药力过猛，会伤人体正气，严重的还会威胁到生命。如胆石通胶囊如果超剂量服用，会造成胃黏膜损伤。含乌头类的药物如正天丸、金匮肾气丸等，因其含有乌头碱等毒性成分，过量服用易加重肝脏受损，导致药物在体内蓄积，造成毒副反应，重者可引起死亡。

（3）高度重视中成药的不良反应：如山海丹胶囊可引起瘙痒、皮疹；藿香正气水致过敏性紫癜；银黄口服液引起药疹等。由于老年患者发生的不良反应多于成年人，其表现又往往不典型，容易延误治疗。

32. 哪些中成药与西药不宜联合应用

（1）中成药金匮肾气丸、六味地黄丸、保和丸、山楂丸与西药胃舒平、小苏打、盖胃平、氨茶碱合用，可造成酸碱失调而失去作用。

（2）中成药防风通圣丸、麻杏石甘片、甘草合剂、咳停片等不能与西药降压 0 号、复方降压片、心痛定、络活喜等同用，以防抵消西药的降压作用。

（3）中药山楂丸、保和丸与西药抗生素类合用，可降低酶的活性而丧失药效。

（4）香连丸、小活络丹、川贝枇杷露（膏）与西药阿托品、颠茄、咖啡因同用，会增强后者的生物碱毒性。

（5）中成药冠心苏合丸和西药硝酸盐类同用，能生成含汞离子的有毒沉淀物，使人中毒。

（6）中成药五味子糖浆和西药磺胺类合用，容易引起尿量减少或血尿。

由于慢性病患者往往身患多种疾病，治疗时更应该注意各种药物间的相互影响，选用药品的种类宜少不宜多。

33. 如何区别保健品和药品

老年人，特别是高血压、糖尿病、冠心病、肝病、肾病等慢性病的人群，常常会吃一些保健品。很多人都弄不明白，保健品跟药品的区别，总是拿保健品当药品吃，以为保健品的效果真有药品那么好，其实保健品只是起到保健作用，保健品不能直接用于治疗疾病，它只是人体机理调节剂、营养补充剂，而药品是直接用于治疗疾病的。

下面就介绍一些保健品与药品的区别，让大家认清两者的不同，以免延误病情的治疗。

（1）批准文号不同：国产保健食品批准文号格式为"国食健字 G+4 位年代号 +4 位顺序号"，在包装或标签上方必须标有保健品的特殊标识"蓝帽子"；药品在包装上一定能够看到批准文号"国药准字 H（或 Z.S.J.B.F）+8 位数字"。

（2）定义、作用不同：药品是用于疾病的治疗、诊断和预防的，包括中药材、中药饮片、中成药、化学原料药及其制剂、抗生素、生化药品、放射性药品、血清、疫苗、血液制品和诊断药品等。具有确切的疗效和适应证，不良反应明确。药品可以采用注射等方法。保健品是用来保健和辅助治疗的。但如维生素、矿物质元素类产品有的是药品，有的却是保健品。保健品不须经过医院临床实验等便可投入市场，没有明确的治疗作用。

保健品仅口服使用。

34. 如何正确选择和食用保健品

（1）食用保健食品要依据其功能有针对性的选择，切忌盲目使用。

（2）保健食品不能代替药品，不能将保健食品作为灵丹妙药。

（3）食用保健食品应按标签说明书的要求食用。

（4）保健食品不含全面的营养素，不能代替其他食品，要坚持正常饮食。

（5）不能食用超过所标示有效期和变质的保健食品。

35. 为什么说保健品不能滥用

老人们常会收到不少保健品、补品，这些保健品确实能够在增强老人体质、提高免疫力方面发挥一定的作用。不过，如果老人此时正在服一些药物的话，就要注意了，这些保健品有可能与药物相"冲突"，影响药效，甚至造成危险。

（1）人参、当归、银杏等影响抗凝作用：人参、当归、银杏等中药是保健品、补品中的"常客"。这些有活血化瘀作用的中药与阿司匹林或华法林等抗凝剂同用可能造成流血不止。银杏和某些止痛药合用还可能引起脑出血，和利尿剂合用会使血压上升。另外，维生素E也不宜和阿司匹林同服，否则可能增加出血风险。与华法林化学结构相似的维生素K也是一个危险分子，正在服用华法林的患者最好少吃猕猴桃、猪肝、菠菜等富含维生素K的食物。

（2）钙剂影响强心药：长期患有心脏病的老人可能会用到洋地黄等强心药，他们最好不要同时服用含钙和维生素D的保健品，否则容易诱发洋地黄中毒。消化道溃疡是常见病，正在吃含钙、镁等抗溃疡药的人，不要过量补充含维生素D的保健品，以防引起高钙血症或高镁血症。

（3）蛋白粉影响抗过敏药：患有过敏性疾病如鼻炎、湿疹等的患者，要注意控制蛋白质的摄入。蛋白粉是保健食品中的"老牌主力军"。如果我们摄入富含组氨酸的蛋白质，就会产生大量组胺，此时抗过敏药往往争不过组胺，难以占据受体的位置，也就不能很好地发挥作用，常会令过敏症状去而复返。最好还是尽量避免同服，或间隔开2小时左右服用也可降低风险。

（4）深海鱼油能降脂、降压、软化血管：深海鱼油中的 DHA、EPA 含量相对较高，两者都属于 ω-3 不饱和脂肪酸。而 ω-3 不饱和脂肪酸能降低总胆固醇及"坏胆固醇"——低密度脂蛋白胆固醇，对血脂的确有不错的调节作用。大家千万别把深海鱼油当药，它只是一种功效被证实的保健品。每天摄入大剂量鱼油不仅会刺激胃肠道，还可能导致出血风险。

（5）蜂胶有降脂、降压的作用：蜂胶是蜜蜂采集的植物树脂，混入其上颚腺的分泌物，经蜜蜂反复咀嚼代谢而成的一种胶状物质。蜂胶对心脑血管疾病确有一定的预防作用。市售蜂胶多为保健品批号而非药品批号，而保健品起到的主要是改善机体功能的辅助作用，像那种能替代降压降脂药物的宣传，大家一定要警惕。另外有些人不宜服用蜂胶，如过敏体质者，内服可能引起呼吸困难、盗汗、恶心等反应。

第二篇
慢性病安全用药指南

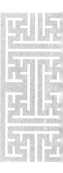

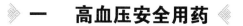

一　高血压安全用药

36. 什么是高血压

高血压是最常见的慢性病，是心脑血管病最主要的危险因素，也是脑卒中、心肌梗死、心力衰竭及慢性肾脏病等的主要并发症。不仅致残、致死率高，而且严重消耗医疗和社会资源，给家庭和国家造成沉重负担。高血压是指在未服抗高血压药物的情况下，不在同一天的 3 次血压结果，收缩压 ≥ 140 毫米汞柱和 / 或舒张压 ≥ 90 毫米汞柱，可诊断为高血压。

高血压目前分为 3 级。1 级高血压（轻度）：收缩压 140 ~ 159 毫米汞柱和舒张压 90 ~ 99 毫米汞柱。2 级高血压（中度）：收缩压 160 ~ 179 毫米汞柱和舒张压 100 ~ 109 毫米汞柱。3 级高血压（重度）：收缩压 ≥ 180 毫米汞柱和舒张压 ≥ 110 毫米汞柱。

37. 高血压合理选药的基本原则是什么

（1）具体患者应该具体分析，全面评估患者的血压变化，结合其他心脑血管病、用药情况、危险因素等，给予合适的降压方案。

（2）治疗程度与病情轻重相匹配，不同患者降压强度和治疗目标不同。若患者的基线水平高于160/100毫米汞柱，应采取两药或多药小剂量合用，使血压达标。

（3）注意保持 24 小时血压均平稳达到理想水平。不但要使血压水平持久平稳达标，而且须同时有效保护心、脑、肾等靶器官的结构和功能。

（4）合理配伍，取长补短，使正作用协同相加，副作用相互抵消。治疗高血压的同时，要全面评估心脑血管病等多重危险因素。

38.降压药物应用的基本原则是什么

（1）小剂量用药：绝大多数患者须要长期甚至终身服用降压药。小剂量开始有助于观察疗效和减少不良反应。如效果欠佳，可逐渐增加剂量。达到血压目标水平后尽可能用相对小而有效的维持量以减少副作用。

（2）优先应用长效制剂：尽量使用 1 日 1 次具有 24 小时平稳降压作用的长效制剂，以有效控制全天血压与晨峰血压，更有效地预防猝死、脑卒中和心肌梗死等心血管事件。中、短效制剂，每天须服药 2～3 次，易发生漏服或错服，导致血压波动较大，心血管病风险增加。

（3）联合用药：约 70% 的患者须联合应用两种或两种以上作用机制不同的降压药才能降压达标。降压药物小剂量联合，具有降压机制互补，降压疗效叠加和减轻不良反应的特点。

（4）个体化治疗：药物治疗期间，尤其是在开始服药或调药期间，须要密切监测血压，根据患者具体情况和耐受情况，选择适合自己的降压药。

（5）规律服药：切忌频繁换药、服药不规律、随便停药等现象的发生。

39. 常用降压药物的种类有哪些

《2010 版中国高血压防治指南》推荐 5 大类常用降压药：钙通道阻滞剂（CCB）、血管紧张素转换酶抑制剂（ACEI）、血管紧张素 II 受体拮抗剂（ARB）、利尿剂、β 受体阻滞剂。另外，固定剂量复方制剂也作为常用的一类高血压治疗药物。

40. 钙通道阻滞剂作用特点是什么

钙通道阻滞剂主要通过阻断血管平滑肌细胞上的钙离子通道发挥扩张血管、降低血压的作用，包括二氢吡啶类钙通道阻滞剂和非二氢吡啶类钙通道阻滞剂。

（1）二氢吡啶类钙通道阻滞剂：如硝苯地平、尼群地平、拉西地平、氨氯地平和非洛地平等。此类药物可与其他四类降压药联合应用，尤其适用于老年高血压，单纯收缩期高血压，伴稳定性心绞痛、冠状动脉或颈动脉粥样硬化及周围血管病患者。常见副作用包括反射性交感神经激活导致的心跳加快、面部潮红、脚踝部水肿、牙龈增生等。心动过速与心力衰竭患者慎用，急性冠脉综合征患者一般不推荐使用短效硝苯地平。

（2）非二氢吡啶类钙通道阻滞剂：主要包括维拉帕米和地尔硫卓两种药物，也可用于降压治疗。常见副作用包括抑制心脏收缩和传导功能，有时也会出现牙龈增生。Ⅱ、Ⅲ度房室传导阻滞，心力衰竭患者禁止使用。因此，在使用非二氢吡啶类药物前应详细询问病史，进行心电图检查，并于用药 2～6 周内复查。

41. 血管紧张素转换酶抑制剂（ACEI）作用特点是什么

血管紧张素转换酶抑制剂（ACEI）作用机制是抑制血管紧张素转换酶，阻断肾素—血管紧张素系统发挥降压作用。常用药包括卡托普利、依那普利、贝那普利、雷米普利、培哚普利等。ACEI 单用降压作用明确，对糖脂代谢无不良影响。限盐或加用利尿剂可增加 ACEI 的降压效应。尤其适用于伴慢性心力衰竭、心肌梗死后心功能不全、糖尿病肾病、非糖尿病肾病、代谢综合征、蛋白尿或微量白蛋白尿患者。最常见不良反应为持续性干咳，多见于用药初期，症状较轻者可坚持服药，不能耐受者可改用 ARB。其他不良反应有低血压、皮疹、偶见血管神经性水肿及味觉障碍。长期应用有可能导致血钾升高，应定期监测血钾和血肌酐水平。禁忌证为双侧肾动脉狭窄、高钾血症及妊娠妇女。

42. 血管紧张素受体阻滞剂（ARB）作用特点是什么

血管紧张素受体阻滞剂（ARB）作用机制是阻断血管紧张素 I 型受体而发挥降压作用。常用药包括氯沙坦、缬沙坦、厄贝沙坦、替米沙坦等。尤其适用于伴左心室肥厚、心力衰竭、心房颤动预防、糖尿病肾病、代谢综合征、微量白蛋白尿或蛋白尿患者，以及不能耐受 ACEI 的患者。不良反应少见，偶有腹泻，长期应用可升高血钾，应注意监测血钾及血肌酐水平。双侧肾动脉狭窄患者、妊娠妇女、高钾血症者禁用。

43. 利尿剂作用特点是什么

利尿剂是通过利钠排水、降低高血容量负荷而发挥降压作用。主要包括噻嗪类利尿剂、袢利尿剂、保钾利尿剂三类。用于控制血压的利尿剂主要是噻嗪类利尿剂,包括氢氯噻嗪和吲达帕胺此类药物尤其适用于老年高血压、单独收缩期高血压或伴心力衰竭高血压患者。其不良反应与剂量密切相关,故通常应采用小剂量。噻嗪类利尿剂可引起低钾血症,长期应用须定期监测血钾,并适量补钾。痛风患者禁用,对高尿酸血症以及明显肾功能不全者慎用。

44. α 受体阻滞剂作用特点是什么

α 受体阻滞剂不作为一般高血压治疗的首选药物,适用于高血压伴前列腺增生的患者,也用于难治性高血压患者,开始用药应在入睡前,以防止体位性低血压的发生,使用中应注意测量坐立位血压,最好使用控释制剂。体位性低血压禁用,心力衰竭者慎用。

45. β 受体阻滞剂作用特点是什么

β 受体阻滞剂主要通过抑制过度激活的交感神经活性,抑制心肌收缩力,减慢心衰而发挥降压作用。常用药物包括美托洛尔、比索洛尔、卡维洛尔和阿替洛尔等。美托洛尔、比索洛尔对 β_1 受体有较高选择性，因阻断 β_2 受体而产生的不良反应较少，既可降低血压，也可保护靶器官、降低心血管事件风险。β 受体阻滞剂尤其适用于伴快速性心律失常、冠心病心绞痛、慢性心力衰竭、交感神经活性增高以及高动力状态的高血压患者。常见的不良反应有疲乏、肢体冷感、激动不安、胃肠不适等，还可能影响糖、脂代谢。高度心脏传导阻滞、哮喘为禁忌证。慢性阻塞性肺病、运动员、周围血管病或糖耐量异常者慎用。长期应用者突然停药可发生撤药反应。

46. 高血压患者怎样选择降压药

根据血压波动分阶梯治疗是世界各国广泛应用的方法。一般患者，先给一种降压药，如无效则逐步加用一种或两种不同机制的降压药物。

（1）一级治疗：适用于轻型高血压。一般用氢氯噻嗪 25 毫克或普萘洛尔 10 毫克，日 3 次。如治疗 8 周血压不降，则按二级治疗。

（2）二级治疗：一级无效者，则在利尿剂的基础上加用肾上腺素能抑制剂，如利血平、甲基多巴等。用药 4 ~ 8 周后无效者则按三级治疗。

（3）三级治疗：主要是中、重度高血压患者，应严格限钠，每日钠盐 <5 克，并加用血管扩张剂，如肼苯哒嗪、哌唑嗪、硝苯吡啶或长压定。用药 2 ~ 4 周后降压不理想，则按四级治疗。

（4）四级治疗：主要是重度高血压或有并发症的高血压，多须入院治疗，一般在 72 小时内将低压控制在 14 千帕（110 毫米汞柱）以下，可用利尿剂、交感神经抑制剂和血管扩张剂三联治疗。或利尿剂、β 受体阻滞剂和血管紧张素转化酶抑制剂三者联用。

47. 高血压患者服药后要求多长时间达到降压目标

（1）一般情况下，1 ~ 2 级高血压可在数周内使血压逐渐达标，并长期坚持。老年人可放慢速度。

（2）若患者高血压急症，应根据不同病情尽快做相应处理，目前指南推荐：1 小时内使平均动脉压（1/3 收缩压 +2/3 舒张压）迅速下降 20% ~ 25% 或降至 160/90 毫米汞柱，在随后的 2 ~ 6 小时内将血压降至较安全水平，保持临床情况稳定，在以后的 24 ~ 48 小时逐步降低血压，达到正常水平。但急性脑卒中例外，急性期应该保持较高血压，以后使用和缓的药物缓慢将血

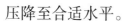

压降至合适水平。

48. 高血压患者是否须经常换药

如果患者血压控制良好、没有出现副作用，则不用换药。首先降压药不存在耐药性，药物安全、有效、价格便宜就是最适合患者的药物。除了出现以下情况：①患者用药后随着季节的变化，或者各种因素的影响，血压出现波动；②出现了从未出现的副作用，如脚部浮肿、心动过速、肾功能下降等。如果因为药物价格太贵，患者无力承担，一般不主张换药。

49. 如何看待高血压药的副作用

一些老年高血压患者担心药物的副作用，只要无症状，就不愿意服药，也有患者看药品说明书有副作用就不敢服药，或出现了不良反应就自行停药、换药。这些都是错误的做法。如何看待降压药的不良反应呢？

（1）任何一种降压药都可能有个别患者不能耐受。药品说明书上列举的不良反应，是临床上长期应用该药发现的各种不良反应的总结，仅占 1%～5%，并不是每个患者在用药后都会发生。

（2）一些比较严重的不良反应仅在特定的条件下

才会发生。如 β 受体阻滞剂只有在哮喘体质的人才会诱发哮喘发作，在一般人不会出现哮喘。

（3）降压药的不良反应均是可逆的，停止用药后不良反应可逐渐消失。有些降压药的不良反应还可以通过联合用药来抵消。如长期服用钙通道阻滞剂可出现踝部水肿，联合小剂量的血管紧张素受体拮抗剂或利尿剂即可消除水肿，并能增强药物的降压作用。

高血压不控制会带来严重的危害，甚至致命。降压药的益处非常明确，药物的副作用发生率很低且程度较轻。因此，降压药只要在医生的指导下合理应用，一般都是安全的，可长期使用。

50. 高血压在治疗过程中要注意哪些问题

（1）即使没有症状也要服药：有一些高血压患者是没有明显症状的，但是这种情况也须服药。即使是无症状高血压，如果长期不服药，也会使病情加重，诱发心脑血管疾患。所以，高血压患者即使无任何自觉症状也须服药。

（2）正规用药：有许多高血压患者对用药是比较随意的，想吃就吃，不想吃就不吃，一旦出现头晕、头痛等症状，就加大药量。殊不知，血压忽高忽低或下降过快，同样会出现头晕、头痛等不适症状。如果不监测血压而盲目服药，不仅不能控制血压，还会使病情恶化，诱发其他心脑血管疾病的发生。

（3）须联合用药：不同的高血压患者，须应用不同的用药方案。大约2/3的高血压患者用一种降压药就可以使血压降到正常；1/5的患者须两种降压药合用，才能使血压降至正常；而另有1/10左右的高血压患者则须三种降压药合用。如果属于后两种情况，而只服一种降压药，血压自然很难降至正常水平。

51. 高血压患者脑出血后用药应注意什么

高血压患者脑出血后在一定时间内脑供血是不足的，此时要缓慢降压，降压每天以20毫米汞柱收缩压为主。脑出血后或者收缩压长期超过180毫米汞柱时，禁止使用阿司匹林，当收缩压控制到160毫米汞柱以下再考虑使用。近年来高血压合并脑出血比较少见，如果发现首先要缓慢控制血压、监测血压、暂时停用阿司匹林，最后加强功能锻炼，降压药应首选钙通道阻滞剂。

52. 老年收缩期高血压用哪些降压药为好

收缩期高血压的降压治疗，可选用钙通道阻滞剂，

ACEI 或利尿剂。钙通道阻滞剂如硝苯地平、尼群地平、尼莫地平等有良好的降压效果，且副作用少，对老年患者更易达到较高的血药浓度，能恢复受损的肾功能，可明显降低脑卒中的发生率。卡托普利等 ACEI 降压疗效确切，易耐受，能改善四肢的供血，逆转或消退左心室肥厚。

收缩期高血压患者发生脑卒中、冠心病、心力衰竭的可能性较舒张压升高的患者更大。收缩期高血压与原发性高血压一样是诱发心肌梗死的重要危险因素。随着老年人收缩压的不断升高，心血管疾病的发病率与病死率不断上升，因此，对收缩期高血压的老年人应高度重视。

53. 老年高血压患者在治疗过程中要注意哪些问题

（1）老年高血压患者多有动脉硬化，因此切忌急剧降压和血压的大幅度波动，以免影响重要脏器的血供，诱发肾功能不全、心绞痛、心肌梗死和脑血管意外的发生；

（2）老年人的心肌收缩力和窦房功能减弱，应避免单独使用具有抑制心肌收缩力和影响心脏传导功能的降压药；

（3）老年人多有肾功能硬化和不同程度肾功能减退，降压药应控制剂量在常规用量的 1/2 ~ 2/3，对肾功能有损害的药物也应避免使用；

（4）老年人脑神经功能较差，应尽量避免使用交感神经节阻滞剂，并应注意直立性低血压；

（5）尽量避免使用强烈髓袢利尿剂，以免造成水、电解质紊乱。

54. 老年高血压患者如何服用降压药

（1）服用降压药，一定要在内科医生指导和监控下进行，擅自调整剂量或更换用药不可取；

（2）坚持按医嘱用药，一次也不能忘记，即使血压已降至正常，症状完全消失，也应每天坚持用药；

（3）讲究服药时间，如果每天只服 1 次药，以早晨 7 时为最佳服药时间；如每天须 2 次，则以早晨 7 时和下午 3 时为好，一般降压药不宜在夜晚服用；

（4）老年高血压患者服用药品，以缓慢降至收缩压低于 140 毫米汞柱，舒张压低于 90 毫米汞柱为宜，有时降不到理想标准，但降一点就有一点好处，越接近正常越好；

（5）服用药物时应定期监测自己的血压水平，一般以每星期测量 2 次为宜，如血压波动很大，应在每次服药前测量一次血压；

（6）正在服用降压药者，合并有其他疾病就诊时应告诉医生，避免用药不当而产生相互作用。

55.哪些药物会引起高血压

（1）抗抑郁药物：三环类，如多塞平；5-羟色胺、去甲肾上腺素和多巴胺的再摄取抑制剂，如文拉法辛；二环类、四环类抗抑郁药，如马普替林；单胺氧化酶抑制剂，如吗氯贝胺等。

（2）激素类药物：如泼尼松、地塞米松、甲睾酮或丙基睾丸素等。甲状腺激素类药物由于能兴奋人的神经系统，从而使人的血压升高。

（3）止痛药：如消炎痛、炎痛喜康等。

（4）其他能引起高血压的药物：如麻黄素、肾上腺素、去甲肾上腺素、利他林及中药甘草。

此外，患者突然停用某些降压药物如心得安、氯压定、甲基多巴等，也是血压突然升高的原因之一，有时还可导致心率明显加快、恶性心律失常等严重后果。因此，服用这些药物的患者，当血压已得到控制时，可逐渐减少用药剂量，忌骤然停药，以免产生不良后果。

56. 高血压患者长期应用阿司匹林要注意什么

（1）出血风险：为了降低出血风险，高血压患者服用阿司匹林前的血压控制非常重要。2005 年阿司匹林应用的中国专家共识为高血压患者血压控制稳定（＜ 150/90 毫米汞柱）后使用阿司匹林。为了减少出血风险，高血压患者如果合并有胃溃疡、严重肝病、出血性疾病时须慎用阿司匹林。另外，由于布洛芬等药物能减弱阿司匹林的作用，应尽量避免二者合用，或者在服用布洛芬前服用阿司匹林。

（2）高血压人群应用阿司匹林的合理剂量：经抗栓专家协作组分析证实每天 100 毫克（75 ～ 150 毫克）阿司匹林是长期使用的最佳剂量。每天低于 75 毫克是否有效不能确定，而剂量高于 325 毫克 / 日副作用增加，疗效反而降低。因此目前医学界达成一致，"小剂量"阿司匹林指每天 75 ～ 325 毫克，而长期使用的最佳剂量为每天 75 ～ 150 毫克。

（3）阿司匹林服用频率：阿司匹林的作用是通过抑制血小板环氧化酶，抑制血栓素 A_2 的生成，这种抑制作用可以维持血小板终身（约 10 天左右）。人体内 80% 以上血小板功能受到抑制就可以发挥预防心脑血管疾病的作用。人体每天有大约 1/10 血小板是新生成具有功能的，因此每天 1 次服药只须把新生成的有功能的血小板抑制住，就能维持 90% 以上的血小板不发挥作用，因此，阿司匹林只须 1 天服用 1 次就够了。

（4）阿司匹林服用时间：心脑血管事件高发时段为 6 ~ 12 时，肠溶阿司匹林服用后须 3 ~ 4 小时才能达到血药高峰，如果每天上午服用阿司匹林，则不能起到最佳的保护作用。而 18 ~ 24 时是人体生成新血小板的主要时间段，因此部分学者提出睡前服用阿司匹林最佳。

57. 高血压的治疗目标是什么

首先是使血压平稳达标，其次应保护心、脑、肾等重要靶器官，最高目标在于高效安全地防止心脑血管病的发生或发展，同时注重减少药品不良反应、提高生活质量。

一般高血压患者，应将血压（收缩压 / 舒张压）降至 140/90 毫米汞柱以下。65 岁及以上的老年人的收缩压应控制在 150 毫米汞柱以下，如能耐受还可进一步降低。伴有慢性肾脏疾病、糖尿病，或病情稳定的冠心病或脑血管病的高血压患者治疗更宜个体化，一般可以将血压降至 130/80 毫米汞柱以下。伴有严重肾脏疾病或糖尿病，或处于急性期的冠心病或脑血管病患者，应按照相关指南进行血压管理。舒张压低于 60 毫米汞柱的冠心病患者，应在密切监测血压的情况下逐渐实现血压达标。

58. 得了高血压不吃药行吗

高血压分为三级，如果是轻度的高血压可以通过调整生活方式和饮食结构，来控制血压，达到降压目的，如果是 3 级高血压，单纯的生活方式调整，是不可能使血压降下来的，就须药物干预。高血压的危害在于其并发症，如冠心病、脑卒中、高血压肾病等。如果高血压不治疗，血压长期保持较高水平，很可能引发高血压脑病、脑出血及心肌梗死等，甚至可能危及生命，因此要正规治疗，保持血压平稳达标。

59. 高血压患者合并糖尿病应如何选药

高血压合并高脂血症、糖尿病的所谓"三高症"概率非常大，几乎占据高血压患者的 1/3。为避免高血压糖尿病对肾和心血管的损害，要求将血压降至 130/80 毫米汞柱以下，因此常须联合用药。治疗上首选血管紧张素转换酶抑制剂（ACEI）和血管紧张素 II 受体阻断剂

（ARB），ACEI 对防止 1 型糖尿病的肾损害有益，其中卡托普利、福辛普利兼具防治糖尿病、高血压肾病，减少尿蛋白的作用。当须联合用药时，应当以其中一种为基础。如患者不能耐受，两者可以互换。利尿剂、β 受体阻滞剂、钙通道阻断剂可作为二级用药或次选，钙通道阻断剂中的硝苯地平、尼卡地平不仅不影响糖代谢，且可消除低密度脂蛋白，对抗动脉硬化。利尿剂和 β 受体阻断剂宜小剂量使用，如氢氯噻嗪日剂量不超过 12.5 ～ 25 毫克，以避免对血脂和血糖的不利影响；反复低血糖发作的 1 型糖尿病慎用 β 受体阻断剂，以避免其掩盖低血糖症状。老年糖尿病患者降压治疗应循序渐进、逐步达标，血压控制标准可适当放宽，如以 140/90 毫米汞柱为治疗目标，以避免血压骤降引起脏器供血不足。

60. 高血压患者为什么要掌握科学的服药时间

高血压患者的治疗除了要遵循"因人而异，个体化选择用药"的原则外，更要坚持按"人体生物钟节律和药物的时效性"规律服药，以达到既理想降压又安全降压的目的。

大多数高血压患者的血压在 24 小时内有"二高二

"低"的生物钟节律变化。即早、晚 6 ~ 8 时血压最高；中午 12 时~下午 2 时、夜里 0 ~ 3 时血压最低。而许多降压药，服药后起效的时间大多在 1.5 ~ 2 小时达高峰。持续药效时间如长效降压药（缓释或控释剂），可持续 24 小时平稳降压，中效药为 8 ~ 12 时左右。为此，医生们一再强调"一定要在晨起立即服药"。如果是服中效药，另一次服药时间"只能在下午 4 ~ 5 时服用"。其道理就是把药物作用高峰时间和血压升高时间完全对应起来，达到既理想降压又安全降压的目的。

61. 高血压患者慎用哪些药物

在高血压治疗期间，如果乱服其他药物，可导致血压升高而使治疗失败。高血压患者慎用的药物有：

（1）非甾体类抗炎药（NSAIDS）：这类药物有阿司匹林、布洛芬及甲灭酸等。服用 NSAIDS 后会造成血压明显升高，可以使舒张压上升 5 ~ 10 毫米汞柱，许多降压药物的降压作用也不过如此。当确实须要应用此类药物时，应在医生指导下对降压药作相应调整。千万不要擅自服用非甾体类抗炎药。

（2）糖皮质激素：这类激素有可的松、氢化可的松、强的松、强的松龙和促肾上腺皮质激素。大剂量应用此类药物将导致血压升高。在高血压的治疗中，只有患者同时患有严重的哮喘和类风湿性关节炎的情况下才使用糖皮质激素治疗。

（3）中药：一般人认为天然中草药是十分安全的，其实不然。长期服用人参或西洋参会使血压升高；甘草及许多中草药可致水钠潴留而引起血压升高；麻黄也是常用的中药，更易致血压升高。所以，高血压患者最好在经验丰富的医生指导下服用中药，以防止中药引起血压升高或干扰降压药的疗效。

62. 为什么高血压患者要强调终身服药

高血压（原发性高血压）是一种终身性疾病。一旦患上高血压，就应及时治疗，终身服药。因为血压长期处于较高水平，会引起全身重要器官的动脉粥样硬化，特别是心脑器官的损害，是冠心病、脑血管意外、糖尿病等的重要危险因素。高血压所带来的心、脑、肾的并发症严重地威胁着患者的健康和生命。

血压降到正常范围后，可以酌情减小药量，但不能间断服药。坚持服药对于高血压的预后是很有好处的。国外的一项调查显示，坚持用药的人有 30% 的血压会一直保持良好的水平。除了坚持吃药外，定期复查也很重要，尤其是对血压的观察，医生建议患者最好在家里准备血压仪，定期监测血压，这对于调整药量等作用很大。

63. 血压突然急性升高应该如何治疗

　　作为家属或者同事，遇到这样突然发生的事情，切记不要慌张，在联系医院治疗的同时，要先做临时的处理。首先要稳定患者的情绪，让其躺下，头部略微抬高，立即给予口服或者舌下含服起效快的降压药，在紧急的情况下，不必要拘泥于药物的选择，找出适当的降压药物就可以服用。对神志清醒的患者，要询问一下目前的治疗情况，如果从未服用药物的人，可以先给予小剂量降压药，十分钟以后，再测量血压，如果血压没有降低，再次加量服用；如果遇到正在服用药物的高血压患者，不必减少药量，直接给予口服药物，再观察血压变化，此时能够把血压控制在 160/100 毫米汞柱就属于安全范围了。

64. 血压急性升高常用药物有哪些

　　（1）硝普钠：是高血压危象首选药物，作用快，持续时间短，剂量容易控制，直接扩张静脉和动脉，降低心脏前、后负荷，降压作用快速，效果显著。临床有效剂量范围，一般在 50 ～ 150 微克 / 分，但最多持续时间不超过 10 分钟。硝普钠应用不超过 3 天或最大剂量不超过 150 微克 / 分，一般不会引起中毒症状。如引起中毒症状，停用硝普钠，硫代硫酸钠、羟钴胺可防治毒性反应。

（2）硝酸甘油：高血压危象患者在应用硝普钠时间过长或剂量过大时，发生毒性反应，可用硝酸甘油替代，硝酸甘油 30 ～ 40 毫克加入 500 毫升葡萄糖液中，开始 30 ～ 50 微克 / 分钟静滴，根据血压情况调整剂量，硝酸甘油可引起头痛及心动过速，持续给药 12 ～ 24 小时可产生耐药现象，可增加剂量或更换其他药物解决。

（3）尼卡地平：适用于心脏或非心脏手术，围手术期高血压，伴椎基底动脉或冠状动脉供血不足。降压作用快速有效，较少产生毒性反应。副作用可有心动过速、面部潮红、头痛、恶心、呕吐等。在高血压急症治疗中，有时可用尼卡地平代替硝普钠。

（4）依那普利：低肾素高血压患者用此药有效。副作用有低血压、血管性水肿，肾功损害、高血钾、咳嗽等。

65. 高血压常用的联合用药有哪些组合

国内外专家经过长期临床应用，摸索出了一系列治疗高血压的有效配方，并且已被国际同行公认，现简介如下：

（1）血管紧张素转换酶抑制剂（ACEI）+ 利尿剂：国际上各个高血压标准指南都推荐了这个配方组合。ACEI 药物，即药名末尾有"普利"的抗高血压药物，如卡托普利、依那普利等，与利尿剂合用，可以优势互补。"普利"是主角，利尿剂是配角，具有 1+1>2 的疗效，并且副作用可以互相抵消，配方中利尿剂一般选用的是氢氯噻嗪（双氢克尿噻），这种药效果好，价格低，小剂量 12.5 ~ 25 毫克就能起很好作用。例如卡托普利 2.5 毫克 / 次，每日 3 次，合用氢氯噻嗪 6.25 ~ 12.5 毫克，每天 1 次，效果好，经济实惠。

（2）钙通道阻滞剂（CCB）+ 利尿剂：钙通道阻滞剂，即药名末尾有"地平"的降压药，如氨氯地平、尼群地平等与利尿剂氢氯噻嗪配方，相得益彰。

（3）血管紧张素 Ⅱ 受体抑制剂（ARB）+ 利尿剂：血管紧张素 Ⅱ 受体抑制剂，即药物名称后"沙坦"的药，如氯沙坦、缬沙坦、依贝沙坦，此类配伍较（1）的疗效要差些，有待进一步研究。

（4）β 受体阻滞剂 + 利尿剂：β 受体阻滞剂即药名的末尾是"洛尔"的药物，如美托洛尔。

以上组合还可根据病情，有效混合使用，常用几种配方如下：

（1）高血压合并糖尿病或肾损害：ACEI+ 利尿剂 / 钙通道阻滞剂；

（2）高血压合并心梗后心衰：ACEI+ 利尿剂 +β 受体阻滞剂；

（3）高血压合并冠心病、心绞痛：β 受体阻滞剂 + 长效双氢吡啶类钙通道阻滞剂；

（4）单纯收缩期高血压：利尿剂 + 钙通道阻滞剂；当同时合并前列腺肥大时，加用 α 受体阻滞剂。

二　冠心病安全用药

66. 什么是冠心病

冠心病是冠状动脉粥样硬化性心脏病的简称，是冠状动脉管壁发生动脉粥样硬化斑块或血栓形成，导致管腔狭窄或堵塞，从而引起心肌缺血或梗死的心脏病，因此又称之为冠状动脉性心脏病或缺血性心脏病。世界卫

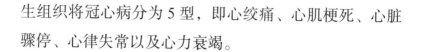

生组织将冠心病分为 5 型，即心绞痛、心肌梗死、心脏骤停、心律失常以及心力衰竭。

67. 冠心病的危险因素有哪些

（1）可改变的因素包括：①生理或生化因素，如高血压、血脂异常（总胆固醇过高或低密度脂蛋白胆固醇过高、甘油三酯过高、高密度脂蛋白胆固醇过低）、超重或肥胖、高血糖或糖尿病；②生活方式，如吸烟、不合理膳食（高脂肪、高胆固醇、高热量等）、缺少体力活动、过量饮酒；③社会心理因素。

（2）不可改变的因素：年龄、性别、家族史（早发冠心病）、个人史（已患冠心病、易感基因）。

68. 冠心病最基本的治疗药物有哪些

（1）硝酸酯类制剂：如硝酸甘油、硝酸异山梨酯等。

（2）β 受体阻滞药：可减慢心率、减弱心肌收缩力及速度，减低血压，故而达到明显减少心肌耗氧量的作用。此药还可增加缺血区血液供应，改善心肌代谢，抑制血小板功能等。

（3）钙通道阻滞药：减低心肌耗氧量、提高心肌效率、减轻心室负荷、直接对缺血心肌起保护作用。同时此药可增加缺血区心肌供血、抑制血小板聚集、促进内源性一氧化氮的产生及释放等多种药理作用。

（4）调脂药、抗凝和抗血小板药：减慢或减轻粥样硬化的发生和稳定斑块的作用，最终也是使心肌氧供增加。

（5）其他冠状动脉扩张药：如双嘧达莫、吗多明、尼可地尔等。

69. 冠心病合理用药原则

只要无禁忌证，就要坚决落实冠心病 ABCDE 二级预防原则疗法，并长期坚持。A：阿司匹林和（或）氯吡格雷；ACEI/ARB 类药物；（低分子）肝素抗凝（不稳定时）。B：β 受体阻滞剂使心率达标，血压控制至理想水平。C：他汀类调脂药物使低密度脂蛋白胆固醇（LDL-C）降至理想水平，彻底戒烟。D：控制糖尿病，合理膳食。E：对患者健康教育和对医务人员继续教育，有氧性的适量体力运动。

70. 冠心病安全用药原则

（1）减少用药剂量：老年人用药应从小剂量开始，然后逐渐达到个体的最适剂量，一般用量为成人的 1/2

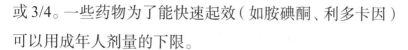

或 3/4。一些药物为了能快速起效（如胺碘酮、利多卡因）可以用成年人剂量的下限。

（2）减少用药种类：联合用药时，各药之间常有相互作用，如果用药不合理，不但不能治病，有时还会致新病。临床上有"五种药物原则"一说，就是同时用药不能超过 5 种。

（3）受益原则：老年人药品不良反应发生率高、危害大，因此应在医生的指导下权衡利弊，保证药物有益。例如一些老年人有心律失常，但无器质性病变和血液动力学改变，发生心源性猝死的可能性很小。而长期使用抗心律失常药物可能发生药物性心律失常，增加死亡风险，故得不偿失，此类患者尽量不用或少用抗心律失常的药物。

（4）择时原则：药物的服用时间能提高老年人的药效。如劳力性心绞痛多在上午发生，应在晚上加服 β 受体阻滞剂、钙通道阻滞剂或硝酸盐药物。

（5）观察用药反应：注意鉴别与疾病本身相混淆的药物所致副作用。了解用药目的及用药规律。

71. 冠心病患者应该随身携带什么药物

心绞痛的患者应随身携带硝酸甘油、消心痛、氨酰心安、安定和心痛定等药。当心绞痛发作时，即含服 1 片硝酸甘油。硝酸甘油片 1 ~ 5 分钟生效，为防止短时间内心绞痛复发，可随后再口服 1 片心痛定，5 分钟内即开始降压，可持续 4 ~ 6 小时。如为典型劳力性心绞痛发作并伴有血压升高、心率增快，而无心衰及传导阻滞等，可服用氨酰心安 1/4 或 1/2 片。如心绞痛发作多在休息状态下，则考虑与冠状动脉痉挛有关。如患者心绞痛发作与激动等因素有关，可给予安定 2.5 毫克口服。

72. 冠心病患者如何掌握好服药时间

冠心病患者的服药时间，要根据医师的医嘱或说明书，不可随意服用。服药的时间有如下要求：①空腹服药通常在清晨起床后，饭前服药指饭前 30 分钟，饭中服药指吃饭的同时服药，饭后服药指饭后 15 ~ 30 分钟，睡前服药指睡前 15 ~ 30 分钟。②有些药物的服用时间有特殊要求，服用时间比较严格，如抗心律失常药、降血压药都要求按小时服，如每 6 小时、每 8 小时或每 12 小时服 1 次。还有的是须要时服 1 次，不须要时就可以不服了。更特殊的有单独服用方法，一定要按医嘱服药。

73. 冠心病老年患者用药有哪些禁忌

（1）忌用药不规律：冠心病患者每天应该在什么时间用药是有明确规定的。

（2）忌无症状就停药：临床上，这类患者发生心肌梗死的风险非常高，一旦救治不及时，就可能瞬间丧命。

（3）忌随意选择中成药：中医药治疗冠心病具有明显的优势，尤其对西药疗效不佳的患者。但很多人却糊里糊涂，把中成药当成西药一样用，看到对心血管病有效就随便服用。

（4）忌装支架后不坚持用药：此类患者如果不坚持服用抗血栓药物，有可能发生支架内血栓形成而危及生命。因此应坚持健康的生活方式，戒烟限酒降脂，控制好血压和血糖，并在医生的指导下，继续规范、规律服药治疗。

74. 老年心绞痛患者个体化用药有哪些

心绞痛是由于冠状动脉供血不足，导致心肌缺血、缺氧而引起的一种疾病。防治心绞痛除避免各种诱发因素外，还要根据患者的病情合理用药，只有如此，才能取得最佳疗效。

（1）剂量个体化：抗心绞痛药物的剂量范围较宽，患者的个体差异也较大，因此用药时宜先从小剂量开始逐渐增加，直至达到最佳疗效而无明显不良反应为止。

（2）合理选用药物：心绞痛患者用药时，要考虑其是否伴有并发症。如伴有房颤、心动过速，可选用心得安；如伴有心动过缓，可选用消心痛、硝苯吡啶等；合并心功能不全的可选用硝酸甘油等。

（3）注意服药时间：心绞痛的高发时间多在晨起或洗漱时，此时冠状动脉的张力比下午高，因而易引起血管收缩，使心肌供血量降低，因此，心绞痛患者应在起床前服药，以免发生不测。

75. 如何正确使用硝酸甘油片

（1）必须含于舌下：心绞痛急性发作时，患者应立即将硝酸甘油含于舌下，生物利用度可高达 80%。

（2）须防低血压：舌下含化硝酸甘油应采取坐位，最好是靠坐在沙发或其他宽大的椅子上。不主张躺着或者站着含药。硝酸甘油能使脑压和眼压升高，青光眼、脑出血患者应谨慎使用。

（3）防止意外：冠心病患者在预知肯定会用力或

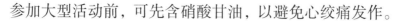

参加大型活动前，可先含硝酸甘油，以避免心绞痛发作。

（4）忌反复开盖：硝酸甘油的有效期一般为 1 年，反复开盖易致硝酸甘油无效，如果患者每天反复开盖取药可使有效期缩短至 3 ~ 6 个月。

76. 如何正确服用心痛定

心痛定，通用名为硝苯地平，作为一种短效钙通道阻滞剂类降压药物，该药不仅具有理想的降压效果，降低中风和心血管病的发生率，而且能降低高血压患者的病残率和死亡率。当患者血压波动或显著升高时，舌下含服硝苯地平 15 ~ 30 分钟内，血压便会明显下降。对于服用硝苯地平后产生轻度踝部水肿的患者，可以通过减少钠盐的摄入量来减轻。必要时，可以间歇性服用少量利尿剂，如氢氯噻嗪等。对于服用硝苯地平后心率显著加快、血压控制不理想的患者，可加用 β 受体阻滞剂，如倍他乐克等。

77. 如何正确服用速效救心丸

速效救心丸的正确服用方法是舌下含服。因舌下布满了丰富的毛细血管并具有适宜的温度，能使滴丸在比较短的时间内迅速融化，被血液吸收发挥其功效，起到增加冠脉血流量、缓解心绞痛的治疗作用。

速效救心丸主要由川芎、冰片等中药材组成，具有行气活血，祛瘀止痛的作用。该药可用于冠心病、心绞痛的急救，也可长期应用，作为预防。用法与用量：含服，一次 4 ~ 6 粒，1 日 3 次；急性发作时，一次 10 ~ 15 粒。

78. 硝酸酯类药物如何给药

（1）快速起效的制剂。①舌下制剂：特点是起效快，作用时间短，作为急性期的首选药，如硝酸甘油片、硝酸异山梨酯片等。②静脉给药制剂：特点是无首过代谢，起效快，作用恒定，易于调节。

（2）中、长效制剂主要应用于冠心病的长期治疗，预防心绞痛的发作。①口服制剂：硝酸甘油片仅用于终止心绞痛发作，硝酸异山梨酯缓释剂国外应用较多，5- 单硝酸异山梨酯是较理想的口服药物。②贴片、油膏、喷雾制剂无首过代谢，持续时间长。

79. 硝酸酯类药物常见的副作用有哪些

初期大剂量使用硝酸酯类药物时可引起血压下降，反射性心动过速，偶有恶心、呕吐、头痛、面红等。搏动性头痛则是由脑膜血管舒张所引起，通过连续服药数日，症状可消失。有些患者会出现体位性低血压及晕厥。亦有些患者服药后会使眼内血管扩张，眼内压升高。剂量过大可反射性兴奋交感神经、增加心率、加强心肌收缩性，反使耗氧量增加而加重心绞痛发作。超剂量时还会引起高铁血红蛋白血症。长期应用时，如果突然停药可引起病情急剧变化，引起心绞痛发作或心肌梗死。因此长期连续应用需要停药时，应逐渐停药。

80. 为什么抗凝治疗在冠心病治疗中极为重要

急性冠脉综合征的病理基础是冠状动脉内不稳定斑块的存在，继而发生了痉挛、破裂、出血和血栓的形成。由于血栓的形成与血小板黏附及聚集性增高、血液凝固性增强、纤溶活性减弱等有关，故抗凝治疗在冠心病治疗中占有重要地位。抗凝药物可以预防以下几种情况的发生：①预防不稳定心绞痛发展为急性心肌梗死；②预防急性心肌梗死面积扩大；③预防心房、心室附壁血栓形成及动脉栓塞的发生；④预防深部静脉血栓形成和肺动脉栓塞发生；⑤预防心肌梗死患者晚期发生再梗死和死亡。

81. 氯吡格雷常用于治疗哪些疾病

氯吡格雷是血小板聚集抑制剂，可以选择性地抑制

ADP 与血小板受体的结合，也可抑制非 ADP 引起的血小板聚集，且对血小板 ADP 受体的作用是不可逆的。临床用于预防和治疗因血小板高聚集引起的心、脑及其他动脉循环障碍疾病，如近期发作的脑卒中、心肌梗死和确诊的外周动脉疾病。

82. 能使斑块稳定的药物有哪些

总胆固醇（TC）水平与发生冠心病事件呈连续的分级关系，最重要的危险因素是低密度脂蛋白（LDL-C）。他汀类药物能有效降低 TC 和 LDL-C，并因此降低心血管事件。他汀类药物还有延缓斑块进展，使斑块稳定和抗炎等作用。为达到更好的降脂效果，在他汀类治疗基础上，可加用胆固醇吸收抑制剂依折麦布。高甘油三脂血症或低高密度脂蛋白血症的高危患者可考虑联合服用降低 LDL-C 药物和一种贝特类药物（如非诺贝特）或烟酸。

83. 冠心病患者要怎样应用他汀类药物

稳定性冠心病患者无论血脂水平多少，均建议应用不同降脂强度的他汀类药物。不稳定型心绞痛和心肌梗死患者，无论患者的基线总胆固醇（TC）和低密度脂

蛋白 (LDL-C) 的值是多少，都应尽早给予他汀类药物治疗。近年来国际权威指南推荐，凡是冠心病等危症患者，血清 LDL-C 水平须降至 2.0 毫摩尔 / 升以下，此举对心、脑、肾血管保护更好，使心脑血管病事件发生率下降。

降到目标后不能突然停药或随意减药，并应持续长期维持剂量。对于接受经皮冠状动脉介入治疗（PCI）的患者，PCI 术前建议常规给予负荷剂量的他汀类药物治疗，术后继续维持他汀类药物治疗。但给予剂量的多少要根据患者年龄、肝肾功能、合并用药等情况制定，并且应定期监测不良反应。

84. 哪些防治冠心病的药物易引起停药反应

（1）硝酸酯类：如舌下含化硝酸甘油每次 0.25 ~ 0.5 毫克，停药后一般不会出现停药反应。内服硝酸酯类药每次 20 毫克，每日 3 次，若连服 2 ~ 3 周后骤然停药，便可引起血压升高、心动过缓，并可诱发心肌缺血而导致心绞痛、心肌梗死甚至猝死。

（2）钙通道阻滞剂：如硝苯地平，用于降血压、抗心绞痛。如果长时间服用该药后突然停药，患者可产生呼吸困难，心率加快、血压升高、肺水肿等高血压危象症状。

（3）β 受体阻滞剂：适用于心绞痛合并心动过缓的患者。如果长时间使用该药后突然停药，会出现心绞痛加重或心肌梗死。因此，停药前也必须逐渐减量。

因此，这三类药物停药前必须逐渐减量。

85. 冠心病患者为什么长期须服阿司匹林

冠心病是因冠状动脉内膜形成粥样硬化斑块，斑块体积增大或者破裂引起的心脏疾病。血管狭窄以及斑块破裂是冠心病发病的两个主要因素。斑块的破裂是瞬间发生的，血栓的形成是在数十秒内完成的，所以很多患者可以多年无症状，而就在瞬间或数十秒钟突然发生致残、致死事件。从现有的医学证据看，在众多的抗血栓药物中，阿司匹林仍是最重要的药物之一。

86. 冠心病患者服用阿司匹林应注意什么

（1）用药前询问有无药物过敏史及哮喘史，对阿司匹林或其他非甾体抗炎药有过敏史者禁用。孕妇、活动性溃疡或其他原因引起的消化道出血，血友病或血小板减少症等患者也禁用。

（2）本药会增加抗凝药的作用，以致增加胃肠道出血的可能；阿司匹林还会使锂中毒和地高辛中毒的可能性增加；与降糖药同用，会增加口服降糖药（如甲磺丁脲）的降血糖作用；与糖皮质激素合用可增加胃溃疡和消化道出血的风险。因此应避免合用。

87. 阿司匹林和氯吡格雷要吃多长时间

若无禁忌证，所有冠心病患者均应长期服用阿司匹林 80 ~ 100 毫克 / 日，冠状动脉旁路移植术后应于 6h 内开始使用阿司匹林。若不能耐受，可用氯吡格雷 75 毫克 / 日代替。发生急性冠脉综合征或接受经皮冠状动脉介入治疗（PCI 治疗）的患者，须联合使用阿司匹林 100 毫克 / 日和氯吡格雷 75 毫克 / 日治疗 12 个月。急性冠脉综合征患者 PCI 术后也可口服普拉格雷 10 毫克 / 日或替格瑞洛 90 毫克 / 日、2 次 / 日，代替氯吡格雷联合阿司匹林，疗程 12 个月。

88. 冠心病心绞痛患者用药应该注意什么

（1）心绞痛发作时忌直立含药：心绞痛发作时，应立即在舌下含服 1 片硝酸甘油片，或嚼碎后含在舌下，含药时不能站立，以免突然晕厥而摔倒，应坐靠在宽大的椅子或凳子上。

（2）忌骤然停药：长期服用心得安的冠心病患者，

不可骤停服药，否则会引起"反跳"，加剧心绞痛，甚至发生心肌梗死。

（3）忌自作主张随意加减药量：因为任意加大硝酸甘油量不仅会产生耐药性，而且还可直接造成冠状动脉痉挛。

89. 冠心病患者禁用的药品有哪些

（1）伴有低血压、心动过缓、肺心病、慢性支气管炎、心功能不全、哮喘的冠心病患者，忌用或禁用心得安。

（2）心动过速者忌用心宝丸，心动过缓者忌服活心丸。

（3）伴发肝病的冠心病患者，忌用心得安、心得舒、心得平、噻吗心安等。

（4）心得安合并异搏定，可发生心动过缓、低血压、心衰、严重者甚至会发生心脏骤停；而洋地黄和异搏定合用，则可发生猝死。

（5）伴有青光眼的患者，慎用或忌用三硝酸甘油。

90. 冠心病介入治疗术后用药应注意什么

（1）遵照医嘱，用药个体化：医生会根据患者的具体情况制订相应的用药方案。

（2）不要随意停药：即使遇到合并出血的情况，一定

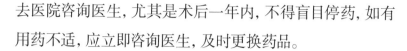

去医院咨询医生,尤其是术后一年内,不得盲目停药,如有用药不适,应立即咨询医生,及时更换药品。

(3)不要听信广告,滥用保健品,干扰正规的药物治疗。

91. 合并房颤患者行经皮冠状动脉介入治疗(PCI)术后用药应注意什么

为了预防房颤患者栓塞的并发症,医生会建议口服抗凝药华法林,并会叮嘱患者定期监测华法林国际标准化比值(INR 值)。如果合并冠心病须行 PCI,由于华法林有增加患者术中、术后出血和血管并发症的风险,应择期手术,术前停用华法林 2 ~ 4 天,并且 INR 值不得高于 1.5。

PCI 术后须联合应用华法林、氯吡格雷和阿司匹林,裸支架的三联治疗疗程至少要 1 个月,药物涂层支架疗程至少 3 ~ 6 个月,然后改为华法林联用阿司匹林或氯吡格雷至 1 年,建议在 INR 值控制在 2.0 ~ 2.5 的范围内调节华法林的用量,同时阿司匹林采用低剂量(75 毫克 / 日),氯吡格雷 75 毫克 / 日。

92. 服用保健品对中老年脑血管病患者有益吗

不少脑血管病患者对宣传有降血脂、降血压等治病作用的保健品深信不疑,天天定时定量服用,而对于正规治疗药物却想起就吃想不起来就不吃。保健品不能替代药品，但是还是不少患者觉得天天吃药有副作用，而保健品就没有，这个观点是错误的。临床上经常遇到患有高血压基础病的患者，因为盲目信任保健品而延误了治疗时机，最严重的还会导致中风的发生。

93. 冠心病患者的用药注意事项有哪些

（1）随便加大药量：如任意加大硝酸甘油剂量可以直接造成冠状动脉痉挛，而且还会产生耐药性。

（2）随意联合用药：如阿司匹林不能与鹿茸、甘草及制剂联合服用；含丹参等的活血药最好不要与华法林等抗凝药同时服用，否则作用会相互抵消。

（3）突然停药：会引起"反跳"，加剧心绞痛甚至发生心肌梗死。

（4）随便服用中成药：中药历来注重辨证与辨病相结合，病分证型，应在医生指导下选药。

（5）腹泻时自行服用止泻药：因为急性下壁心肌梗死常表现为上腹痛，有时也伴有呕吐、腹泻，而仅服止泻药势必会延误病情。

三 高脂血症安全用药

94. 什么是高脂血症

高脂血症是一种全身性疾病，当总胆固醇或低密度脂蛋白胆固醇或甘油三酯中的任何一项增高至超出正常范围时称为高脂血症。单纯的胆固醇增高者称为"高胆固醇血症"，单纯的甘油三酯增高者称为"高甘油三酯血症"，而二者同时增高者称为"混合型高脂血症"。

高脂血症分为继发性和原发性高脂血症。继发性高脂血症是指由于全身系统性疾病所引起的血脂异常。可引起血脂升高的系统性疾病主要有糖尿病、肾病综合征、甲状腺功能减退等。其他疾病有肾功能衰竭、肝脏疾病、系统性红斑狼疮、糖原累积症、骨髓瘤、脂肪萎缩症、急性卟啉病、多囊卵巢综合征等。此外，某些药物如利尿剂、β受体阻滞剂、糖皮质激素等也可能引起继发性血脂升高。在排除了继发性高脂血症后，即可诊断为原发性高脂血症。

95. 如何选择调血脂药

临床上供选用的调血脂药可分为 6 类，可以根据它们的特点进行选择：

（1）他汀类：是最常用的调脂药物，可以显著降低胆固醇和低密度脂蛋白胆固醇，也降低甘油三酯和轻度升高的高密度脂蛋白胆固醇，此外他汀类还具有抗炎、保护血管内皮功能等作用，这些作用与减少冠心病事件有关。包括洛伐他汀、辛伐他汀、普伐他汀、氟伐他汀、阿托伐他汀及瑞舒伐他汀等。

（2）贝特类：可以降低甘油三酯和提高高密度脂蛋白胆固醇，适用于高甘油三酯血症或以甘油三酯升高为主的混合型高脂血症和低高密度脂蛋白血症。包括非洛贝特、苯扎贝特。

（3）烟酸类：作用机制不十分明确，适用于高甘油三酯血症，低高密度脂蛋白血症或以甘油三酯升高为主的混合型高脂血症。有速释剂和缓释剂两种剂型。

（4）树脂类：阻断胆汁酸中胆固醇的重吸收，降低低密度脂蛋白胆固醇。包括考来烯胺和考来替泊。

（5）胆固醇吸收抑制剂：可以抑制胆固醇和植物固醇的吸收，加速低密度脂蛋白胆固醇的代谢，与他汀类合用对低密度脂蛋白胆固醇、高密度脂蛋白胆固醇和甘油三酯的作用进一步增强。包括依折麦布。

（6）其他类：包括普罗布考、ω-3 脂肪酸等。

96. 调血脂药与其他药物的相互作用有哪些

目前发现，他汀类药物与其他和细胞色素 P-450 药物代谢系统有关的药物同用时，可能会发生不利的药物相互作用。包括环孢霉素类、贝特类、大环内酯类抗生素（如红霉素）、某些抗真菌药（如酮康唑）和烟酸类，联合使用有可能会增加发生肌病的危险，必须合用时要采取谨慎、合理的方法。另外，贝特类降脂药可提高抗凝剂的抗凝作用，速释烟酸类有升高血糖的作用，故同时使用抗凝剂或降糖药时，应调整其剂量。

97. 口服他汀类降脂药有哪些注意事项

长期使用他汀类降脂药总体是安全的，但对其主要不良反应也应该知晓。

（1）他汀类降脂药可能对肝功能有影响，治疗前、治疗开始后 12 周应检查肝功能。通常肝酶异常发生在治疗开始后的 3 个月内，用药期间应注意。

（2）个别患者可能出现肌肉疼痛。肌肉不良反应一般发生在用药的 3 ～ 30 天内。他汀类药物引起肌肉疼痛的原因与这类药可以引起横纹肌溶解症有关。因此老年人在使用时，如出现肌肉疼痛，应及时告知医生。另外在服用时注意联合用药，如伊曲康唑、酮康唑、红霉素、克林霉素、吉非贝齐、环孢素、胺碘酮、维拉帕米、地尔硫䓬等。

98. 使用烟酸类降脂药应该注意哪些问题

开始第 1 ~ 2 周内，服药后可见面部潮红、皮肤瘙痒、食欲不振、恶心、胃肠胀气、腹痛和腹泻，随着继续服药上述症状可逐渐减轻，以至消失。饭后服用，可减轻副作用。出现面部潮红时可服小剂量阿司匹林作为对抗。严重的副作用包括加重消化性溃疡病；使糖耐量减低，血糖升高，糖尿病加重；使血尿酸增多，甚至引起痛风加重。偶见肝功能受损、血清转氨酶及碱性磷酸酶活性增高及胆汁淤积性黄疸。出现这些反应时应及时停药，停药后可恢复。

烟酸可增强降压药的扩血管作用，甚至可引起体位性低血压。在服药过程中，应定期复查肝功能、血糖及尿酸等，明显异常时应及时减低剂量或停药，一般每日 <1g 副作用较轻。

99. 服用贝特类降脂药应注意哪些问题

贝特类降脂药以降甘油三脂（TG）为主兼降总胆固醇（TC），可使 TG 降低 20% ~ 50%，TC 降低 6% ~ 15%，

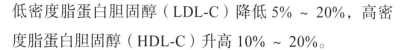

低密度脂蛋白胆固醇（LDL-C）降低 5% ~ 20%，高密度脂蛋白胆固醇（HDL-C）升高 10% ~ 20%。

（1）非诺贝特：长期服用非诺贝特者，应定期监测肝、肾功能和肌酸激酶（CK），若有明显异常应及时减少服药剂量或停药。肝肾功能不良者、孕妇、哺乳期妇女、有生育可能妇女、儿童忌服。同时服用抗凝药者应注意其剂量的调整

（2）苯扎贝特：肾功能不全者慎用此药，剂量宜小。长期服用者应定期复查肝、肾功能及 CK 活性，有明显异常时应及时减少服用剂量或停药。

（3）吉非罗齐：长期服用吉非罗齐者，应定期复查肝、肾功能及 CK 活性，如有明显异常应及时减少服药剂量或停药。

100. 严重高胆固醇血症患者如何联合用药

单纯他汀类药物不能使血脂达标时，可与胆固醇吸收抑制剂依折麦布或烟酸类药物合用。混合型高脂血症患者，单一药物不能达到疗效时，可以将他汀类药与烟酸类药，或贝特类药，或 ω-3 不饱和脂肪酸类药合用。若确须他汀类药与贝特类药合用时，既要严密观察，又要选择严重不良反应较少者，也可尝试早上服用贝特类

药、晚餐后服他汀类药，确保在安全的基础上增加调脂
疗效。

101. 服用降脂药后如何监测疗效和不良反应

（1）药物治疗开始后 4 ~ 8 周复查血脂、转氨酶
（AST、ALT）和肌酸激酶（CK），如能达到目标值，
逐步改为每 6 ~ 12 个月复查 1 次。如开始治疗 3 ~ 6
个月复查没有达到目标值，则应调整剂量或药物种
类，或联合药物治疗，再经 4 ~ 8 周后复查。达到
目标值后延长为每 6 ~ 12 个月复查 1 次。

（2）降脂药物的使用要个体化，治疗期间必须监
测其安全性。依据患者的心血管病状况和血脂水平选
择药物和起始剂量。在药物治疗时，必须监测不良反
应，主要是定期检测肝功能和血肌酸激酶。如转氨酶
（AST／ALT）超过 3 倍正常值，应暂停给药。停药后
仍须每周复查肝功能，直至恢复正常。在用药过程中应
询问患者有无肌痛、肌压痛、肌无力、乏力和发热等症
状，血 CK 升高超过 5 倍正常值应停药。用药期间如有
其他可能引起肌溶的急性或严重情况，如败血症、创伤、
大手术、低血压和抽搐等，应暂停给药。

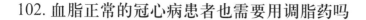

102. 血脂正常的冠心病患者也需要用调脂药吗

答案是肯定的。化验单上的血脂正常参考值，是各医院实验室根据自己的检测方法，正常人群的血脂水平分布或者我国血脂分层标准划定的。但是每个人所患疾病不同，高脂血症对个人发生心脏病的危险亦不同，因此要根据危险分层决定每个人的血脂控制目标，而不能单纯看化验单的参考值。

大量研究已证实，只要他汀类药物使低密度脂蛋白胆固醇（LDL-C）降至较低的理想水平，就可明显降低心脏病不良事件的发生，是冠心病、动脉粥样硬化性疾病最常用、最有益处的药物。因此，即使患者各项血脂水平"不高"，医生也常常会根据动脉粥样硬化和冠心病的病情适当给予患者他汀类药物，以使其从中长期受益。

103. 有的患者服用他汀类药物后感觉肌肉疼痛
　　 是怎么回事

患者在服用他汀类药物调血脂的时候出现肌肉疼痛，有可能是他汀类药物不良反应造成的。大多数人对他汀类药物的耐受性良好，副作用通常较轻且短暂，包括头痛、失眠、抑郁，以及消化不良、腹泻、腹痛、恶心等消化道症状。但他汀类药物也可引起肌病，包括肌痛、肌炎和横纹肌溶解。肌痛表现为肌肉疼痛或无力，不伴肌酸激酶（CK）升高。肌炎有肌肉症状，并伴 CK 升高。横纹肌溶解是指有肌肉症状，CK 显著升高，超过正常上限的 10 倍伴肌酐升高，常有褐色尿和肌红蛋白尿，这是他汀类药物最危险的不良反应，严重者可以引起死亡。患者可在专科医生的指导下做相关检查，以确定是否调整降脂方案。

104. 服用降脂药后血脂降为正常是否可以停药

调脂药一般都须长期服用，大部分患者须要终身服用。调脂药服用一段时间后，血脂可能会降至正常水平，此时如没有不良反应，千万不要随便停药。血脂异常是慢性病，不易彻底治愈，一旦停药，血脂可能又会反跳，不能达到预期治疗效果，应该在医生指导下坚持服药，同时监测血脂、肝功能、肾功能及肌酶等变化。

105. 如何看待调脂药的肝脏不良反应

大多数人对调脂药的耐受性很好，不良反应发生率很少，若发生也很轻微且短暂，停药后可消失，不能因怕存在不良反应而失去了应用调脂药对患者的益处。当然，用药期间还应定期监测不良反应。调脂药使少数患者转氨酶一过性轻度升高（<3 倍正常值），并不代表对肝功能的损害，不必过分担心，其原因可能为影响了某些转氨酶代谢的中间环节。但是，如果转氨酶显著升高（>3 倍正常值）并伴随胆红素显著升高，要注意及时停药评估，可适当进行保肝治疗。

106. 老年人应该怎样应用调脂药

对于肝、肾功能正常的老年人来说，调脂药物的剂量一般不须特别考虑和调整。老年人应该将"安全"放在首位，调脂药物起始剂量不宜太大，严密监测有无影响肝、肾功能和肌酸激酶等指标，尤其注意监测有无肌无力、肌痛等肌肉症状。在选药时注意选择安全性高的品种，使用时从较低剂量开始，逐渐根据血脂水平滴定增加剂量，使低密度脂蛋白水平达标。增加剂量时要慎重，老年人对药物反应敏感，一定注意联合用药时药物之间的相互作用和药物蓄积问题。对 80 岁以上或瘦弱的老年患者更应仔细评估。

四　脑血管病安全用药

107. 什么是脑血管病

脑血管病又称脑中风，脑卒中。是指供应脑部的血管突然发生破裂出血或因血管堵塞造成大脑缺血、缺氧而引起偏瘫、口角歪斜，甚至出现昏迷的一种严重疾病。脑血管病分为出血性和缺血性两大类。出血性脑血管病包括脑出血和蛛网膜下腔出血两种；缺血性脑血管病包括短暂性脑缺血发作、脑血栓形成和脑栓塞。

108. 发生脑血管病的危险因素主要有哪些

（1）高血压：血压越高，波动越大，发生脑卒中的机会越大。

（2）高脂血症：血脂增高可加重动脉硬化，另一方面使得血液黏稠，血流缓慢，供应脑的血液量减少。目前认为胆固醇增高、低密度脂蛋白增高和高密度脂蛋白降低与脑血管病的发生有关。

（3）糖尿病：糖尿病患者患中风的年龄要提早 10 年，发病人数比血糖正常的人高 2 ~ 4 倍。

（4）心脏病：心律失常发作或心脏内的栓子脱落

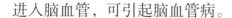

进入脑血管，可引起脑血管病。

（5）其他：比如年龄、脑血管病家族史、不良生活习惯等。年龄越大，中风风险越高，55岁以后发病率大大增加；吸烟、酗酒、高盐饮食等不良的生活习惯也会增加中风的危险。

109. 脑血管病用药的原则是什么

脑血管病用药的原则是：针对脑血管病的病因和疾病的不同阶段，制定个体化的药物治疗方案。以老年患者动脉粥样硬化脑梗死为例，急性期在发病3～4.5小时以内可以采用重组组织型纤溶酶原激活物进行静脉溶栓治疗，病情稳定进入恢复期后可以使用控制血压、抗血小板、降血脂等药物以减少复发风险。

110. 脑血管病患者用药应注意什么

（1）两类降压药慎用：一是利尿剂，冬季人们的饮水量相对减少，若大剂量使用利尿剂，人体大量失水，血液高度浓缩，血液黏稠度增加，会增加中风的风险；二是镇静剂，许多患者血压升高时，常伴有精神紧张，须使用适量镇静剂辅助治疗，但若使用大量或强效镇静剂，如氯丙嗪、水合氯醛等，会使血压短时间内急剧下降，从而诱发中风。

（2）适当增加药量：天冷时，血管收缩，但血管中的血容量不会变化，因此血压升高。所以高血压患者在冬季时，降压药的用量要适当增加，这样才能控制好血压。此外，相当一部分患者出于经济原因，服用短效降压药，这类药1天服3次，维持血压的时间只有1~2个小时，因此会造成血压忽高忽低，诱发脑出血的发生。

（3）小剂量联合降压：如果某种降压药物已达最大剂量，应加用另一种降压药，而不应继续增加剂量，以免增加其不良反应。临床上常用的β受体阻滞剂、钙通道阻滞剂和血管紧张素转化酶抑制剂都可根据具体情况加用。

（4）吃药时间个体化：要密切监测血压，早起1次，早、中、晚饭前饭后1~2小时内各测量1次，通过监测了解自己的血压变化情况，找到血压最高点。一般人的血压最高值在上午9~10时，但由于个体差异，也有的人高压点在中午或者午后。

111.缺血性脑血管病主要的治疗药物有哪些

（1）超早期（发病4.5小时以内）采用溶栓治疗：①常用药物有阿替普酶；必须在发病3小时内使

用；②注意溶栓治疗同时应给予胃黏膜保护剂；③溶栓前可静滴低分子右旋糖酐或 20% 甘露醇注射液，监测治疗前、中、后的血压变化，一般出血均发生于溶栓后 24 小时。

（2）急性期（发病 48 小时内）：①抗凝治疗，常用肝素，其适应证有短暂性脑缺血发作、脑血栓形成和脑栓塞；②抗血小板聚集药，常用阿司匹林；③降脂药物，如他汀类药物（常用的有阿托伐他汀等）；④降低纤维蛋白原，如巴曲酶注射液等；⑤脑保护药，如依达拉奉、胞磷胆碱、脑蛋白水解物等；⑥对症脱水减轻脑水肿药物，如 20% 甘露醇等。

（3）恢复期：可用阿司匹林等预防复发。

112. 出血性脑血管病主要的治疗药物有哪些

（1）控制脑水肿药物：① 20% 甘露醇：每次 125 ~ 250 毫升，每 6 ~ 8 小时 1 次，疗程 7 ~ 10 天。②利尿剂：呋塞米，每次 40 毫克，每天 2 ~ 4 次静脉注射，常与甘露醇合用，增强脱水效果。③甘油果糖：静脉滴注，剂量可视年龄和症状调整。

（2）控制高血压药物：根据患者年龄，病前有无高血压，病后血压情况等确定最适血压水平，一般来讲

收缩压 >230 毫米汞柱，舒张压 >140 毫米汞柱可考虑使用硝普钠 0.5 ～ 1.0 微克 /（千克·分钟）。收缩压 180 ～ 230 毫米汞柱或舒张压 105 ～ 140 毫米汞柱，宜口服卡托普利、美托洛尔等。收缩压 180 毫米汞柱以内或舒张压 105 毫米汞柱以内，可观察，而不用降压药。

（3）并发症防治用药：①合并意识障碍的老年患者易并发肺部感染，或留置尿管易合并尿路感染，可给予预防性抗生素治疗。②预防患者应激性溃疡可用甲氰咪胍 200 ～ 400 毫克 / 日，静脉滴注。雷尼替丁 150 毫克，口服，每天 1 ～ 2 次。③癫痫性发作以全面发作为主，可静脉缓慢推注安定 10 ～ 20 毫克或苯妥英钠 15 ～ 20 毫克 / 千克，控制发作。

113. 脑血管病患者恢复期药物治疗应注意什么

脑血管病患者在恢复期，除应进行必要的理疗和功能锻炼外，可配合应用脑代谢活化药物，如 ATP、胞二磷胆碱、脑复康、脑复新、γ - 氨酪酸、脑活素等，以提高脑细胞对氧和葡萄糖的利用，改善和减轻脑组织由于缺血缺氧所造成的神经功能障碍，促进脑功能恢复。

114. 脑血管病急性期药物治疗应注意什么

（1）短期内反复用药，要防止心脏负荷过重。

（2）警惕利尿剂引起的电解质紊乱，如呋塞米等。

（3）合理使用降压药，避免因血压降得太低造成脑组织缺血、缺氧，脑水肿进一步加重。

115. 治疗脑血管病的抗血小板药物如何分类

（1）环氧化酶抑制剂：是目前应用泛围最广的抗血小板聚集药物，如阿司匹林。

（2）血小板二磷酸腺苷受体阻断剂：包括噻吩并吡啶类药物，如噻氯匹定及氯吡格雷，以及非噻吩并吡啶类药物，如替格瑞洛。

（3）血小板糖蛋白 GP Ⅱ b- Ⅲ a 受体阻断剂：与纤维蛋白原竞争 GP Ⅱ b- Ⅲ a 结合位点，阻断 GP Ⅱ b-Ⅲ a 受体，抑制血小板聚集。包括单克隆抗体，如阿昔单抗。以及非肽类血小板 GP Ⅱ b- Ⅲ a 受体阻断剂，如替罗非班、依替巴肽。

（4）磷酸二酯酶抑制剂：可以抑制磷酸二酯酶活性，使血小板内环腺苷酸（cAMP）升高，防止血小板黏附于血管损伤部位，如双嘧达莫、西洛他唑。

（5）血栓素 A_2（TXA_2）合成酶抑制剂：能阻碍前

列腺素 H_2（PGH_2）生成血栓素 A_2（TXA_2），如奥扎格雷。

116. 如何服用抗血小板药

（1）急性缺血性卒中：①对于不符合溶栓治疗适应证且无禁忌证的急性缺血性卒中患者，应该在发病后尽早行抗血小板治疗。使用阿司匹林，100～300毫克/日，2～4周后调整为二级预防，长期服用剂量为75～150毫克/日；②溶栓治疗缺血性卒中患者，应该在溶栓治疗24小时后使用抗血小板药阿司匹林100～300毫克/日；③不能耐受阿司匹林者，可选用氯吡格雷等抗血小板药物替代阿司匹林。

（2）非心源性缺血性卒中或短暂性脑缺血（TIA）二级预防：①使用阿司匹林75～150毫克/日，或阿司匹林与双嘧达莫复方制剂，或氯吡格雷75毫克/日；②对于有中度出血并发症危险的患者，建议阿司匹林使用低剂量，50～100毫克/日；③对阿司匹林过敏的患者可使用氯吡格雷。

（3）心源性缺血性卒中和TIA二级预防：①对于伴有心房颤动的心源性缺血卒中和TIA的患者，应长期口服抗凝剂治疗；②有使用抗凝剂禁忌证的患者，可用阿司匹林75～325毫克/日。

117. 脑血管病患者服用阿司匹林期间应注意什么

阿司匹林作为经典的抗血小板聚集药物，属于非甾体抗炎药，消化道症状是其常见不良反应之一。临床上，服用阿司匹林的患者如出现胃部不适，呕吐咖啡样胃内容物，或出现腹痛、黑便等不适，应尽快就诊，查胃潜血或便血，确定是否出血。

118. 脑血管病患者便秘时如何使用通便药

（1）便秘的脑血管病患者不能长期单独使用某一种泻药，以免停药后不能恢复排便功能。

（2）不要服用有刺激性的泻药，如大黄、芒硝、果导等。

（3）不用或少用易引起便秘的药物，如可待因、铁剂、铝剂、钙剂等。

（4）慎用能抑制胃肠蠕动的镇静剂，如阿托品、颠茄、山莨菪碱等药物。

119. 脑血管病患者合并有高血压时服用降压药应注意什么

脑梗死的发生与高血压有着千丝万缕的联系，高血压是引起缺血性和出血性脑卒中的主要因素。因此，血压的控制对于脑血管病的发生、发展及预后起着至关重要的作用。

脑血管病合并高血压的处理原则是：①积极平稳控制过高的血压；②防止降血压过低、过快；③严密监测血压变化，尤其在降血压治疗过程中；④降血压要个体化；⑤维持降血压效果的平稳性，用长效降压药物为佳；⑥降血压过程中，注意保护重要器官，血压控制的具体方法和维持水平依不同类型的脑血管而有所不同。

120. 老年痴呆患者如何安全用药

老年痴呆患者常忘记吃药或吃错药，如忘了已经服过药又过量服用。所以服药时，必须有人陪伴，帮助将药全部服下，以免遗忘或错服。对伴有抑郁症状、幻觉和自杀倾向的痴呆患者，家人一定要把药品管理好，放到患者拿不到或找不到的地方。痴呆老人常常不承认自己有病，或者因幻觉、猜疑心重而误认为家人给的是毒药，所以他们常常拒绝服药。这就需要家人耐心说服，可以将药研碎拌在饭中吃下，对拒绝服药的患者，一定要看着患者把药吃下，防止患者在无人看管后将药吐掉。另外，老年痴呆患者服药后常不能诉说其不适，家属要细心观察患者有何不良反应，及时调整给药方案。

121. 哪些药物会引起中风

近几年临床研究发现，有些药物使用不当可导致中风的发生。可引起中风的常见药物有以下几种：

（1）降压类药物：有些高血压患者由于降压心切，超量服用降压类药物，或自己做主把多种药物同时服用，致使血压在短时间内急剧下降，脑部血供不足，血流缓慢，血液凝集。这对于已有脑动脉硬化、动脉内膜表面粗糙不平的中老年人来说，很容易发生脑血栓，堵塞血管，导致缺血性中风。因此，使用降压药治疗高血压时，切不可操之过急，必须遵照医生的意见。

（2）利尿类药物：常用的利尿药如速尿、氢氯噻嗪等，可直接作用于肾脏，促进水和电解质的排出。若中老年人使用剂量过大或时间过长，尿液排出就会增多，使体内水分大量丢失，导致血液浓缩，脑血栓形成。

（3）解热镇痛类药物：高热患者往往用解热镇痛类药物，如阿司匹林、安乃近、扑热息痛等。这些药物使人体大量出汗，增加散热而使体温下降。但大量出汗失去水分，尤其是伴有呕吐、腹泻的中老年人，发汗后使机体严重缺水，造成血液浓缩，使脑血栓形成。

（4）止血类药物：中老年人发生出血性疾病时，常应用止血敏、止血芳酸、安络血、6-氨基己酸等止血药。

这些药物虽然有止血作用，但过量使用易引起血栓形成，阻塞脑血管，导致脑中风。特别是脑动脉硬化、血脂偏高的中老年人，更容易形成血栓。因此，有血栓形成倾向性的患者应禁用或慎用此类药物。

（5）抗凝类药物：心脏瓣膜病已行机械瓣膜置换术或有心房颤动的患者，常常需要长期甚至终身服用抗凝药，如华法林等。若抗凝药用量过大，则容易引起脑出血。因此，在服用抗凝药期间，一定要注意监测凝血功能，以防发生意外。

（6）镇静类药物：许多镇静、安眠药物，如氯丙嗪、水合氯醛等，在起镇静作用的同时，也可抑制心脏、扩张血管。若使用不当，特别是超量应用时，可引起血压下降，影响大脑血流量，形成血栓，堵塞血管而发生中风。

（7）滋补保健类中药：患有高血压、高血脂、糖尿病及体质虚弱的中老年人若长期、大量服用人参等补药，有造成脑血管意外的可能。故中老年人不可盲目进补，需要服用时应在医师指导下使用。

122.脑出血患者能否使用硝酸甘油降压

脑出血患者血压升高，主要是由三种因素造成的：

①本来患有高血压；②急性颅内压增高引起高血压；③急性颅内出血时伴有剧烈头痛引起反射性高血压。

总之，脑出血后血压过高且波动，不利于止血，有发生再出血的可能。适当降低过高的血压，是治疗脑出血的关键。如果血压降得过快过低，会影响脑血运，加重脑缺氧、脑水肿。硝酸甘油主要药理作用是通过释放一氧化氮，松弛血管平滑肌，引起血管舒张。硝酸甘油舒张全身动静脉，以舒张小静脉为主。对于颅内血管也是起到同样的作用。所以硝酸甘油如果用在脑出血患者身上，会使颅内压更高，进一步加重脑水肿，甚至形成脑疝。因此硝酸甘油禁止用于脑出血患者。

123. 接受康复治疗的脑血管病患者突然发热应如何使用退热药

在家中接受康复治疗的脑血管病患者突然发热，不要立即给予退热药，要及时送医院检查。如果自行服用退烧药，就掩盖了疾病现象，不利于医生的诊断。另外，退烧药往往会使患者出汗，脑血管病患者如果出汗太多会导致血容量不足、血液黏稠，从而导致脑血流低灌注，诱发脑梗死。

124. 常用的神经保护剂有哪些

目前可以把神经保护剂分为以下几类：

（1）离子通道调节剂：如钙离子通道拮抗剂，如尼莫地平、桂哌齐特、法舒地尔；钠离子通道拮抗剂，如长春西汀；钾离子通道激活剂，如尼可地尔、色满卡林等。

（2）作用于细胞水平的脑保护剂：如胞磷胆碱、三磷酸胞苷、小牛血清提取物、己酮可可碱。

（3）兴奋性氨基酸受体拮抗剂：如神经节苷脂、醋谷胺等。

（4）γ-氨基丁酸（GABA）受体激动剂：如氯美噻唑等。

（5）自由基清除剂与抗氧化剂：如依达拉奉。

（6）其他神经保护剂：中药制剂丹参、刺五加等，以及一氧化氮合酶抑制剂、神经营养因子、腺苷转运抑制剂等。

125. 神经细胞保护药是否须长期使用

各种神经保护药物的作用机制不同，所以发挥作用的最佳时期也不同，因而有些药物有明确的疗程限制，有些无严格界定。

对于有疗程限制的药物应按疗程服用，如依达拉奉疗程为 14 天，因为药物主要作用于疾病急性期（14 天）内因氧化应激而产生的自由基损伤，延长疗程作用有限，故不须长期应用。

有些药物可应用于脑血管病后遗症期，并长期应用。例如，胞磷胆碱口服制剂可调节神经细胞代谢，参与神经细胞膜损伤修复；长春西汀能改善大脑代谢、血流量及血液流变学性质，可以应用于脑梗死后遗症、脑出血后遗症、脑动脉硬化症等，并推荐静脉治疗后继续口服药物治疗。

五　糖尿病安全用药

126. 什么是糖尿病

糖尿病是一种常见的内分泌系统疾病，是由于体内胰岛素的绝对缺乏或相对不足，或是胰岛素因治疗及其他原因不能正常发挥作用，而引起的以糖代谢紊乱为主的，糖、脂肪、蛋白质三大物质代谢紊乱的一种综合病症。由于糖尿病是一种终身性疾病，故很难彻底治愈。

127. 糖尿病患者治疗须遵守哪些原则

（1）早期治疗：即治疗的越早越及时，对疾病的预后越好。因此首先要争取早期发现糖尿病。

（2）长期治疗：糖尿病是慢性病，须终身治疗。但是，糖尿病是可以控制的疾病，患者要有长期治疗的思想准备。即使血糖、尿糖都达到了正常值，也不能停药，可以减少药物剂量维持，注意经常复查，以便随时调整用药。千万不要认为自己的病好了而放弃治疗。

（3）系统治疗：糖尿病不是一次诊疗行为就可以完成的。患者要选择一家正规医院，在糖尿病专家的指导下系统治疗至少三个月再来评价治疗效果。

（4）个体化治疗：每个糖尿病患者的病因、病理、病程、病情发展都是有差异的，并发症的发生、发展情况等都不一样，一定不要照搬别人的治疗方案，而要在糖尿病专科医生指导下，制订一个个体化的治疗计划。

（5）综合治疗：通过糖尿病科普教育，掌握糖尿病基本知识，综合运用饮食调整、运动、药物、自我监测等策略控制糖尿病。该用胰岛素就要注射胰岛素治疗，力争使监测指标达标。要定期复查 24 小时血糖定量、糖化血红蛋白，以了解一段时间内的血糖控制情况。有条件的最好做一次 72 小时动态血糖监测，了解血糖波动情况。此外还要注意血脂、血压、肝肾功能等指标的变化。

128. 糖尿病患者如何选择药物

糖尿病是一种常见的代谢性疾病，发病率与遗传因素、生活方式、饮食结构及年龄等因素有关。糖尿病的并发症较多，常见的有心血管病、高血压、高血脂等。因此，一旦确诊糖尿病，将终身服药。糖尿病患者在选择药物时可参考以下几个方面：

（1）根据糖尿病的不同类型选药：1 型糖尿病患者自始至终都应使用胰岛素治疗，2 型糖尿病患者一般选用口服降糖药治疗，在下列情况时须用胰岛素治疗：①饮食、运动及口服降糖药效果不好；②出现严重的急、慢性并发症，如酮症酸中毒、糖尿病视网膜病变、尿毒症等；③处于急性应激状态，如严重感染、大型创伤及手术、急性心脑卒中等；④妊娠期患者。

（2）根据体型选药：对于体型偏胖的患者，首选

双胍类或 α - 葡萄糖苷酶抑制剂；如果体型偏瘦，应该优先使用胰岛素促分泌剂，包括磺酰脲类和苯甲酸类衍生物。

（3）根据高血糖类型选药：如果空腹血糖不高，只是餐后血糖高，则首选 α - 葡萄糖苷酶抑制剂如拜糖苹或苯甲酸类衍生物如诺和龙；如果空腹和餐后血糖都高，治疗开始即可联合两种药物服用如"磺酰脲类 + 双胍类"或"磺酰脲类 + 胰岛素增敏剂"。

（4）根据有无并发症选药：如果患者同时伴有肥胖、高血压、高血脂、冠心病等疾病，首先考虑使用双胍类、胰岛素增敏剂和 α - 葡糖糖苷酶抑制剂，这些药物既可降低血糖，又能减少心血管病的危险因素；如果患者兼有胃肠道疾病，最好不要使用双胍类和 α - 葡糖糖苷酶抑制剂；如果患者有慢性支气管炎、肺气肿、心衰等缺氧性疾病，禁用双胍类药物，以免引起乳酸酸中毒；如果患者有肝病，慎用噻唑烷二酮类；如果患者有轻度肾功能不全，最好选用主要经胆道排泄的降糖药如糖适平、诺和龙；如有患者有严重的心肺功能等全身疾病，则最好使用胰岛素。

（5）根据年龄选药：由于老年患者对低血糖的耐受能力差，因此，不宜选用长效、强力药物，如优降糖，

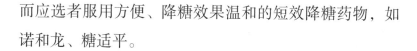

而应选者服用方便、降糖效果温和的短效降糖药物，如诺和龙、糖适平。

129. 老年人口服降糖药物时有哪些注意事项

（1）避免首选作用强的降糖药：老年糖尿病患者多为 2 型糖尿病，多数病情较轻，若单纯饮食和运动治疗达不到要求，在选择口服降糖药时，避免首选作用强且作用持续时间长的降糖药，以避免发生低血糖。

（2）口服降糖药疗效低时改用胰岛素治疗：对疗程长的老年糖尿病患者，如果已经出现对口服降糖药疗效减低或已有明显的糖尿病并发症，宜尽早改用胰岛素治疗。

（3）注意检查肝、肾功能：选择降糖药时，要考虑老年人是否患有肝、肾方面的疾病，用药过程中，要注意检查肝、肾功能。

（4）注意防止低血糖：老年人对低血糖耐受差，后果严重，血糖控制标准较一般人宽松一些，空腹血糖 <140 毫克 / 分升（7.8 毫摩尔 / 升），负荷后 2 小时血糖 <200 毫克 / 分升（11.1 毫摩尔 / 升）即可。

（5）在医生指导下进行降压和调脂治疗。

130. 血糖水平降至正常后是否可以停用降糖药

不可以。目前糖尿病的病因仍未完全阐明，也无法根治，它是一种终身性疾病，患者须终身治疗。血糖水平降为正常，这是药物治疗的结果，并没有祛除病因，患者仍须要继续药物治疗。只有坚持治疗、严格控制血糖，才能减少和延缓糖尿病并发症的发生和发展。

131. 常用降糖药有哪些

常用的口服降糖药共有六大类：

（1）磺酰脲类胰岛素分泌促进剂：代表药如格列本脲、格列吡嗪、格列齐特、格列美脲、格列喹酮等。

（2）非磺酰脲类胰岛素分泌促进剂：代表药有瑞格列奈和那格列奈。

（3）双胍类降糖药：代表药有二甲双胍。

（4）α-葡萄糖苷酶抑制剂。代表药如阿卡波糖。

（5）胰岛素增敏剂：代表药如吡格列酮、罗格列酮等。

（6）二肽基肽酶-Ⅳ（DPP-Ⅳ）抑制剂：代表药有西格列汀、沙格列汀。

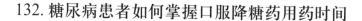

132.糖尿病患者如何掌握口服降糖药用药时间

（1）格列美脲早餐前或第一次主餐前即刻给药；格列吡嗪、格列齐特、格列喹酮应餐前 30 分钟服用。服用期间避免饮酒，以免造成低血糖。因为乙醇可增强磺酰脲类降糖药的降糖作用。

（2）瑞格列奈和那格列奈主要通过刺激胰岛素的早期分泌而降低餐后血糖，具有吸收快、起效快和作用时间短的特点。这类降糖药正确的服药时间是餐前服用，通常在餐前 15 分钟内服用。常见不良反应是低血糖和体重增加，服药期间应注意低血糖的发生。患者应携带糖块和饼干，出现低血糖症状时及时服用。

（3）双胍类降糖药应进餐时服用，如有胃部不适可以改为饭后服药。服用双胍类降糖药时应避免饮酒，以免造成低血糖或乳酸酸中毒。长期服用二甲双胍应定期检测肾功能，既往有乳酸酸中毒患者慎用。

（4）阿卡波糖正确的服药时间是餐前即刻整片吞服或与前几口食物一起咀嚼服用。阿卡波糖本身不会引起低血糖，但如果与磺酰脲类及双胍类合用，可能会引起低血糖，故须注意监测低血糖的发生。

（5）吡格列酮、罗格列酮等正确的服药时间是每日服用 1 次，服药与进食无关，如果出现偶尔漏服的现象，第 2 天不须要加倍服药。

（6）西格列汀、沙格列汀等的正确的服药时间是每日服用 1 次，服药与进食无关。

133. 正确使用胰岛素的方法是什么

胰岛素的使用应该根据医生的医嘱选择合适的剂型、剂量和注射时间。注射部位应选择皮肤比较松弛的部位，如上臂、大腿、臀部及腹部等，注射部位要轮流交替，2 周内同一个部位不能连续注射 2 次，每次注射部位应与上次注射的部位间隔 1 厘米左右。不同的部位胰岛素吸收由快至慢，依次为腹部、上臂、大腿、臀部。预混胰岛素使用前应慢慢颠倒笔芯 8 ~ 10 次，使笔芯中的药液混合均匀。

134. 如何存放胰岛素

（1）避免高温和阳光直射。

（2）不能马上使用未开启的胰岛素，应在 2 ~ 8℃的冰箱冷藏层保存（不得冷冻），并在有效期之前使用。

（3）已经开启使用的胰岛素一般在室温下、阴凉干燥处保存，保质期为 1 个月，在冰箱中冷藏保存的保存期为 3 个月。

（4）乘坐飞机时，胰岛素不能托运，须要随身携带。

（5）避免长时间振荡。

（6）不同厂家生产的胰岛素储存要求有所不同，具体储存要求详见药品说明书。

135.胰岛素使用前应注意什么

（1）首先应了解胰岛素的含量。一般每瓶 10 毫升，大多数每 1 毫升含有 40IU，但也有每 1 毫升含 100IU。

（2）要学会使用不同的胰岛素注射器。

（3）要了解胰岛素的效应。胰岛素的作用都用大号字体标明，速效胰岛素用"R"或"S"标志，中效胰岛素用"L"或"N"标志，长效胰岛素用"U"标志。

（4）要合理掌握注射的时间。一般注射胰岛素后 15 ~ 30 分钟就餐较为合适，但注射的时间可调整，如餐前血糖高，注射和就餐的间隔要长一点；餐前血糖低但还没有低血糖，注射后宜尽快吃饭。

136.老年糖尿病患者如何使用胰岛素

老年糖尿病患者绝大多数为 2 型糖尿病，其自身尚保留有一定的胰岛素分泌功能，再加上老年人往往有肾功能减退，胰岛素经肾脏降解和排泄减少，因此，老年糖尿病患者的胰岛素用量不宜过大，否则，很容易发生低血糖，而低血糖发生在老年人身上是非常危险的，可诱发急性心脑血管事件，导致昏迷乃至死亡。鉴于老年人对低血糖的感知性低、耐受性差，故对老年糖尿病患者的血糖控制标准宜适当放宽，以空腹血糖 <7.8 毫摩尔 / 升，餐后 2 小时血糖 <11.1 毫摩尔 / 升为宜。

137. 如何避免低血糖的发生

（1）合理使用胰岛素：胰岛素可以根据其作用时间的长短，分为长效、中效和短效胰岛素。胰岛素剂量的多少最好是请医生根据病情、食量等协助合理调整。除剂量外，还要注意作用时间。使用普通胰岛素，应在进食前 15 分钟用药，但最早不能超过食前 30 分钟，否则可能发生低血糖。如使用中效或长效胰岛素，则应请医生注意胰岛素的最强作用时间，不应放在夜间空腹时，否则可能发生夜间低血糖。如使用短效和中长效胰岛素，更应注意二者重叠作用的最强作用时间，不要在空腹或夜间使用，以免引起低血糖。清晨产生高血糖，并不能排除夜间低血糖的发生。

（2）按时吃饭：注射混合胰岛素的患者，要特别注意按时吃晚饭及在晚上睡前少量加餐，以防止夜间出现低血糖。容易在后半夜及清晨出现低血糖的患者，在晚睡前要多吃些主食或鸡蛋、豆腐干等吸收缓慢的含蛋白质多的食物。

（3）作好病情观察记录：尿糖连续几天阴性，要考虑酌情减少胰岛素用量，并在胰岛素作用最强时以前和活动多时及时加餐。

138. 老年糖尿病患者为什么不宜使用长效、强效降糖药

"是药三分毒"，降糖药同样如此，使用不当，也会产生不良反应。因此，老年糖尿病患者一定要遵照医嘱服药。因为有些药物用药不当，不但不能取得预期疗效，反而会产生相当危险的不良反应。

由于老年糖尿病患者对低血糖的耐受能力差，不宜选用长效、强效降糖药。在各种口服降糖药物中，有些降糖药降血糖作用快而强，适合于轻中度的成人糖尿病患者。而60岁以上的老年糖尿病患者，由于生理功能减退，胰岛素拮抗激素减少，糖异生功能降低，加之老年糖尿病患者常伴有肝肾功能不全，使自身对药物及胰岛素清除能力下降，尤其是血糖不太高的老年人，若过

量服用长效降糖药，会引起低血糖反应，且持续时间较长，轻者出现心慌、大汗、乏力、饥饿难忍等症状，重者甚至出现昏迷、死亡等。

因此，老年糖尿病患者应选择服用方便、降糖作用温和、作用持续时间短的降糖药。必须使用长效、强效降糖药的患者，应在专业医生的指导下进行。

139. 2 型糖尿病的治疗药物如何选择

2 型糖尿病患者不能分泌足量的胰岛素，或者产生的胰岛素不能有效发挥作用，从而导致血糖升高，久而久之，会出现一系列并发症。2 型糖尿病患者一般选用口服降糖药治疗，在下列情况下须使用胰岛素：①饮食、运动及口服降糖药效果不好时；②出现严重的急、慢性并发症，如酮症酸中毒、糖尿病视网膜病变、尿毒症等；③处于急性应激状态，如严重感染、大型创伤及手术、急性心脑卒中等；④妊娠期患者。

2 型糖尿病患者常用的口服降糖药有：①促进胰岛素分泌的药物，如磺脲类药物（格列本脲、格列吡嗪）；②非磺脲类促胰岛素分泌的药物如格列奈类（瑞格列奈、那格列奈）；③非促进胰岛素分泌的药物，如双胍类（二甲双胍、格华止、美迪康等）；④ α -

葡糖糖苷酶抑制剂（拜糖苹、卡博平）；⑤胰岛素增敏剂，如噻唑烷酮类（吡格列酮，罗格列酮等）。

140.为什么提倡早期使用胰岛素

早期使用胰岛素可以纠正体内胰岛素的不足，降低高血糖对 β 细胞的毒性作用,改善内源性胰岛素的分泌，抑制肝糖输出，降低清晨高血糖，提高周围组织对胰岛素的敏感性，使已经受损的胰岛细胞得到休息，残存胰岛可以得到恢复，延缓病程进展。

目前主张胰岛素与口服降糖药联合应用。联合疗法可以避免因胰岛素使用过量而导致患者肥胖，胰岛素抵抗加重，胰岛素用量增加。早期应用胰岛素最适合有酮症倾向、体格消瘦、空腹血糖高于 11.1 毫摩尔 / 升的青年患者。对老年、肥胖或轻型发病的患者，可以用口服药物治疗。

141.糖尿病患者万一发生了低血糖怎么办

低血糖是糖尿病患者最常见的并发症，是指静脉血中葡萄糖浓度低于 2.8 毫摩尔 / 升。轻中度低血糖的患者常先出现虚汗、心慌、心跳加快、头晕、颤抖（尤其是双手）、饥饿、下肢或全身无力。严重低血糖者则失去定向力、语言含糊、昏迷，如果昏迷连续 6 小时以上可造成不可逆性脑组织损伤，甚至死亡。

低血糖发生后要紧急自救，立即喝糖水或吃糖、巧克力、甜点等含糖量大的食品，如自己不能自救可由亲友帮助喂糖水或食物。轻中度的低血糖一般在进食后 15 分钟后可以缓解，如不能缓解可再吃上述食物并及时送医院静注葡萄糖注射液。

142. 哪些患者适合胰岛素治疗

胰岛素副作用小，容易控制血糖，目前是治疗糖尿病最理想、最安全的办法，主要适用范围有：①1 型糖尿病；②口服降糖药物，得不到满意效果的；③新诊断的血糖较高的 2 型糖尿病患者；④合并酮症酸中毒、感染、外伤、手术、怀孕等情况的患者；⑤较重的慢性并发症，比如心脑血管病、肝病、肾病、眼病、神经并发症等；⑥继发性糖尿病。

143. 胰岛素治疗会出现哪些不良反应

胰岛素治疗会出现以下不良反应：①最严重的是低血糖反应，特别是老年人非感知性低血糖反应最为危险；②过敏反应、全身性皮肤反应少见，常见局部红肿、皮疹；③注射部位皮下脂肪萎缩；④体重增加；⑤水肿（胰岛素浮肿），在部分患者用胰岛素治疗初期可出现眼睑或下肢浮肿，原因是胰岛素有储钠作用。

144. 对糖尿病合并冠状动脉疾病的患者应如何选药

对同时确诊为冠状动脉疾病和 2 型糖尿病的患者，应接受甲基戊二酰辅酶还原酶抑制剂（他汀类）治疗。2 型糖尿病患者如同时兼有其他心血管病高危因素，如高血压、吸烟、左心肥厚、55 岁以上患者，均应在治疗糖尿病同时接受他汀类药物。

145. 对糖尿病合并肾病患者如何选药

对于糖尿病合并肾病者可首选磺酰脲类降糖药格列喹酮，其不影响肾脏功能，且发生低血糖反应的概率小，适用于糖尿病合并轻、中度肾功能不全者。剂量为 1 次 30 毫克，3 餐前各服 1 次，也可 1 次 15 毫克，1 日 3 次。鉴于胰岛素增敏剂可降低血清血管细胞黏附分子 1（VCAM-1）水平，改善异常类脂代谢，抑制总胆固醇的吸收，降低血脂水平和类脂蛋白的比例，减少糖尿病血管病变、糖尿病肾病的发生，因此提倡尽早合并应用胰岛素增敏剂罗格列酮或吡格列酮。

146. 对糖尿病合并高血压患者如何选药

对糖尿病合并高血压者可首选合用血管紧张素转换酶抑制剂，其可改善胰岛素抵抗，对糖和脂肪代谢无不良影响，尚可促进糖与脂肪代谢，且抑制心肌肥厚发生，保护肾脏功能，改善肾脏的血流动力学，进一步改善肾脏的盐分泌，减缓慢性肾脏疾病和肾脏损害的发展。可选用福辛普利钠 1 日 10 毫克，或赖诺普利 1 日 10 毫克。

147. 注射胰岛素有依赖性吗

没有。通过补充外源性胰岛素，可使血糖达到正常，患者的生活质量得到改善。尤其对于一部分初发的 2 型糖尿病患者，早期应用胰岛素是很有益处的，它可使血糖得到有效控制，消除高血糖所致的"葡萄糖毒性"，保护残存的、损伤的胰岛细胞，使自身的胰岛细胞得到充分的"休息"，延缓胰岛细胞功能衰竭，既能减少胰岛素抵抗，又能促进葡萄糖的吸收和利用，改善血脂代谢异常，防止动脉粥样硬化，从而降低心脑血管并发症。一般在经过 3 ~ 6 个月的胰岛素注射治疗，糖尿病得到较好控制后，胰岛素剂量可逐渐减少乃至撤掉改为口服降糖药都是可以的。

六　慢性呼吸系统疾病安全用药

148. 什么是"慢阻肺"

"慢阻肺"是慢性阻塞性肺疾病的简称。慢阻肺是一种常见、多发、高致残率和高致死率的慢性呼吸系统疾病。它包括慢性支气管炎和肺气肿，是一种逐渐削弱患者呼吸功能的破坏性慢性肺部疾病。其常见的致病原因是因为长期大量吸入有害颗粒、烟雾或气体，引起肺部异常炎症反应，致支气管狭窄阻塞以及肺组织弹性回缩力降低，导致气流受限，这种气流受限不能完全恢复正常并可以进行性加重。患者的早期症状主要是咳嗽、咯痰和喘息，冬春季常常出现慢阻肺急性加重。

149. "慢阻肺"常见症状有哪些

（1）慢性咳嗽：常为首发症状。初为间断性咳嗽，早晨较重，以后早晚或整日均可见咳嗽，夜间咳嗽常不显著。少数患者无咳嗽症状，但肺功能结果显示明显气流受限。

（2）咳痰：咳少量黏液性痰，清晨较多。合并感染时痰量增多，可有脓性痰。少数患者咳嗽不伴咳痰。

（3）气短或呼吸困难：是慢阻肺的典型表现。早期仅于活动后出现，后逐渐加重，严重时日常活动甚至休息时也感气短。

（4）喘息和胸闷：部分患者，特别是重度患者可出现喘息症状。

（5）全身性症状：体重下降、食欲减退、外周肌肉萎缩和功能障碍、精神抑郁和（或）焦虑等。

慢阻肺标志性症状是气短或呼吸困难。随着疾病的发展，当肺功能严重受损时，患者在穿衣、吃饭等日常活动时就会发生气促，甚至在静息状态下也会感到胸闷气急。患者在受到细菌或病毒感染后往往会发生慢阻肺的急性加重，表现为咳嗽、咳痰增加，胸闷、气促加剧，严重时可出现呼吸衰竭，甚至危及生命。

150. 治疗 "慢阻肺" 的药物有哪些

（1）急性加重期药物治疗，可根据病源学结果酌情选择抗生素：①第三、四代头孢菌素类、喹诺酮类、β内酰胺类、β内酰胺酶抑制剂、碳青霉烯类等；②祛痰剂如氨溴索、溴己新等；③支气管扩张剂如 β_2 受体激动剂、M胆碱受体拮抗剂；④茶碱类；⑤糖皮质激素类等。

（2）稳定期药物治疗可采用：①吸入性糖皮质激素类如布地奈德气雾剂；②支气管扩张剂如 β_2 受体激动剂、M胆碱受体拮抗剂；③甲基黄嘌呤类；④ β_2 受体激动剂联和M胆碱受体拮抗剂。

151. "慢阻肺"患者除药物治疗外还应注意什么

慢阻肺患者除药物治疗外还应：①生活规律，保持稳定和乐观的情绪，科学安排工作和休息避免劳累；②避免接触烟尘；③加强营养；④适当参加娱乐活动和体育活动；⑤酌情进行呼吸锻炼；⑥家庭氧疗。

另外出现下列症状须及时就诊和住院治疗：症状加剧或出现新的症状；原有治疗方案治疗无效；出现严重的伴随疾病；高龄患者。

152. 常用治疗"慢阻肺"的吸入性药物有哪些

（1）定量压力气雾剂：装置小巧，便于携带，能反复定量给药，但对使用者的操作技术要求较高，须要吸气与手动按压药物配合；药物的肺沉积率仅为 10% 左右，大部分沉积在口腔部。目前用于慢阻肺治疗的定量压力气雾剂主要有沙丁胺醇、溴化异丙托品及复方异丙托溴铵、氟替卡松等。

（2）溶液雾化吸入剂：须要配合专用的压缩空气或氧气或超声雾化驱动吸入装置使用，吸入剂量为定量压力气雾剂的 10 ~ 25 倍，常用于慢阻肺急性加重或肺功能极差无力吸药者。常用药物有沙丁胺醇溶液、特布他林溶液、溴化异丙托品溶液、复方异丙托溴铵溶液和布地奈德混悬液等。

（3）干粉吸入剂：操作简便，患者协同性较好，药物的肺沉积率较高，但须要一定的吸气流速，部分老年或儿童使用受限，且价格较贵。用于慢性阻塞性肺疾病治疗的干粉吸入剂主要有：布地奈德福莫特罗吸入剂（都保类）、沙美特罗替卡松粉吸入剂、噻托溴铵粉吸入剂、茚达特罗等。

153."慢阻肺"患者该怎样选择祛痰药物

临床上常用的祛痰药可分为两类：

（1）刺激性祛痰药：直接作用于支气管黏膜或刺激胃黏膜，反射性地促进支气管分泌增加，使痰液变稀。

后者又称恶心祛痰药。此类药物使用于呼吸道慢性炎症造成的积痰不易咳出，常用的有氯化铵、复方甘草合剂。

（2）黏液溶解药：能裂解痰中的黏多糖纤维素，使稠厚的痰液溶解，黏度降低而易于咳出。常用的有溴己新等。

目前对慢阻肺患者不推荐常规应用祛痰药。若急性加重期时痰液增多、变黏稠，可根据医嘱选用合适的祛痰药。

154. "慢阻肺"患者使用镇咳药应注意哪些问题

咳嗽是人体的一种防御反应，具有保护作用。当人感到气管内有痰或有异物时，通过主动的咳嗽运动可以将其排出。因此，在慢阻肺稳定期，不应常规应用镇咳药。

慢阻肺患者只有当剧烈、频繁的咳嗽时，才能应用镇咳药进行对症治疗，同时应当明确诊断，确定引起咳嗽的原因，并积极采取相应的治疗措施，如控制感染、消除炎症等。对于一般咳嗽的治疗，应以祛痰为主，不能单独使用镇咳药，以免影响痰液的排出、减弱止咳效果。此外，痰液滞留在呼吸道内可加重感染，不利于抗菌药充分发挥作用，延缓炎症的消退。因此，凡是湿性咳嗽，应联合使用镇咳和祛痰药物，不要选用中枢性成瘾性镇咳药，如可待因。

155. 什么是哮喘

哮喘即支气管哮喘，是由人体多种细胞（如嗜酸性粒细胞、肥大细胞、T 淋巴细胞、中性粒细胞、气道上皮细胞等）和细胞中的成分参与的气道慢性炎症性疾病。在受到某些刺激物刺激时，正常人的反应较轻，而哮喘患者反应较大，常引起明显的支气管狭窄，呼吸气流受到阻碍，称为气道高反应性。这种气道高反应性与慢性气道炎症相关，可引起反复发作性的喘息、气急、胸闷或咳嗽等症状，常在夜间和（或）清晨发作、加剧。患者的支气管狭窄通常是可逆的，多数患者可自行缓解。

156. 哮喘的药物治疗及其分类

（1）支气管扩张药：β_2 受体激动剂如沙丁胺醇、特布他林、丙卡特罗；茶碱类如氨茶碱、茶碱缓释片；抗胆碱药如异丙托溴铵。

（2）抗炎药：糖皮质激素如地塞米松、强的松、倍氯米松等；炎性介质阻释药如色甘酸钠、酮替芬；白三烯类如孟鲁司特；炎性介质拮抗药如西替利嗪。

157. 哮喘药物的选择与使用

（1）急性期发作患者：应选择短效 β_2 受体激动剂（吸入给药）同时全身给予糖皮质激素或注射短效茶碱类药。

（2）哮喘长期治疗患者：①间歇发作或轻度患者，按需吸入 β_2 受体激动剂或口服 β_2 受体激动剂，或口服小剂量缓（控）释茶碱类药物，或可考虑每日定量吸入小剂量糖皮质激素；②中度患者，按需吸入 β_2 受体激动剂，效果不佳时口服 β_2 受体激动剂控释片，或口服小剂量缓（控）释茶碱类药物，或每日定量吸入糖皮质激素，夜间哮喘可吸入长效 β_2 受体激动剂或加用抗胆碱药物；③重度患者，规律吸入 β_2 受体激动剂或口服 β_2 受体激动剂控释片，必要时采用持续雾化吸入法吸入 β_2 受体激动剂，联用抗胆碱药物，或口服糖皮质激素（每日清晨或隔日顿服）或吸入大剂量糖皮质激素。

（3）季节性、运动性哮喘：短期吸入色甘酸钠。

158. 什么时间服用治疗哮喘的药物效果更好

常用的平喘药物最好的应用时间如下：

（1）糖皮质激素：对白天哮喘的发作控制较好，但对于持续夜间发作的哮喘患者，下午 3 时给予单剂量泼尼松，可减少夜间肺功能的下降，减轻气道炎症。此时吸入单剂量糖皮质激素与分次吸入相比，对肺功能改善作用更明显。8 ~ 16 时口服糖皮质激素对肾上腺素的抑制作用无明显差异，而 18 ~ 23 时口服用糖皮质激素，对肾上腺的抑制作用最大。

（2）茶碱：目前临床上多应用长效缓释茶碱治疗，可给予 200 毫克，每天 2 次，使体内维持恒定的茶碱浓度，维持疗效稳定。

（3）缓释型 β_2 受体激动剂：可以明显提高患者晚间肺功能，减少喘息等症状，并且可以减轻白天的哮喘症状，减少痰量。

159. 应用 β_2 受体激动剂时应注意什么

β_2 受体激动剂在使用过程中有时会出现一些不良反应。通过吸入途径给药的不良反应最少，包括手震颤、神经紧张、头痛、肌肉痉挛、心跳加快、心律失常、血管扩张和睡眠紊乱等。少数患者出现荨麻疹、水肿、低血压和虚脱。大剂量使用 β_2 受体激动剂可以加重心律失常，因此有心血管疾病、心律失常的患者使用时应该注意，避免因为不恰当地使用 β₂ 受体激动剂使病情加重。糖尿病患者也须注意，因为应用 β₂ 受体激动剂可能增减糖尿病酮症酸中毒的危险，所以要监测血糖。甲状腺功能亢进的患者在使用 β₂ 受体激动剂后心跳可能会更快，因此使用时也须谨慎。

160. 哪些情况不建议使用 M 受体阻断剂

青光眼患者在使用 M 受体阻断剂时须谨慎。因为 M 受体阻断后会引起眼内压升高，而青光眼本身是一种眼内压升高的疾病，使用该药时可能会加重病情。有报道称，雾化吸入异丙托溴铵易发生急性闭角型青光眼，尤其在与沙丁胺醇雾化溶液合用时（亦可能是其他 β₂ 受体激动药）易发生。因此青光眼患者须慎用，特别是与 β₂ 受体激动药合用时。应用 M 受体阻断剂时应避免使眼睛接触到本品，如果本品在使用中不慎污染到眼睛，引起眼睛疼痛不适、视物模糊、结膜充血、角膜水肿并伴有光晕等青光眼的象征，应首先使用缩瞳药治疗并立即就医。

另外，M 受体阻断剂会减少膀胱肌肉的收缩，影响膀胱的正常功能，从而导致尿潴留的发生。因此，前列腺增生等容易出现尿潴留的患者也应该谨慎应用。

161. 如何正确使用茶碱类药物

茶碱是一种常见的治疗哮喘的药物，因其价格相对便宜，在贫困地区使用更为广泛。但茶碱的治疗浓度与中毒浓度相差很小，因此稍微过量使用就会引起相应的不良反应。

茶碱应用过量的时候，患者可出现恶心、呕吐、易激动、失眠等症状；明显中毒时可出现发热、抽搐、心律失常，甚至引起呼吸、心跳停止而危及生命。因此，长期应用茶碱时应该监测茶碱的血药浓度。心力衰竭、肝病、缺氧等患者更容易出现茶碱中毒，一些其他的药物也会影响茶碱的血药浓度。

值得注意的是，偶有患者对茶碱过敏，表现为皮疹、气喘、窒息，甚至过敏性休克。由于茶碱抑制膀胱肌肉的收缩，可引起排尿困难，从而导致尿潴留，故前列腺肥大的患者应该谨慎使用。

162. 吸入性糖皮质激素有哪些不良反应

普遍认为，吸入性糖皮质激素较口服或静脉注射糖皮质激素的全身不良反应少，但也有不良反应的相关报道。

（1）感染：因为激素能抑制人体正常的免疫功能，

所以使用激素的患者更容易出现感染的可能。对于老年慢性阻塞性肺疾病患者，大剂量的吸入糖皮质激素可能发生下呼吸道感染，甚至肺炎。

（2）骨质疏松：长期吸入较大剂量的糖皮质激素，可能导致患者骨质疏松，因此尽量使用起效的最低剂量。在哮喘轻度发作，病情得到控制以后，通常可以停止吸入糖皮质激素。但在哮喘再次加重时应恢复使用糖皮质激素。

（3）儿童生长迟缓：儿童生长迟缓与口服糖皮质激素相关，但在使用推荐吸入剂量的糖皮质激素时，生长受抑现象并不明显。虽然初始的生长速度可能延缓，但并不影响其到达正常的成人身高。但是，仍建议对长期接受吸入糖皮质激素治疗的儿童进行身高监测，当出现生长缓慢时，须前往儿科医生处就诊。储雾罐装置在提高药物气道沉积的同时可减少口咽部的沉积，故 5 岁以下儿童吸入糖皮质激素时应使用大容积储雾罐装置，对于年龄大一些的儿童和成人也同样适用，特别是当需要较大药物剂量时。

（4）其他不良反应：有报道称，长时间大剂量吸入糖皮质激素会轻度增加青光眼的危险；也有吸入糖皮质激素与白内障发病的相关报道。通常情况下，只有大剂量吸入糖皮质激素时才会出现声音嘶哑和口咽部念珠菌感染的可能。过敏反应如皮疹、血管性水肿罕有报道。其他少见的不良反应包括支气管痉挛、焦虑症、抑郁症、睡眠紊乱以及行为方面的改变，如亢奋、易激惹等。

163. 如何正确使用气雾剂

（1）打开气雾剂的盖子，上下摇匀。

（2）作深呼吸几次，尽量呼出肺内气体，迅速将气雾剂的喷口放入口中，双唇包严喷口，同时压喷气雾剂的储物罐，尽量深吸气。

（3）压喷后拿出气雾剂，闭紧双唇，屏气十秒钟。然后自然呼吸。

（4）使用气雾剂后要用清水漱口，以减少药物对口腔的副作用。

（5）每星期至少清洗 1 次气雾剂吸入口。

164. 如何正确使用吸入剂

舒利迭（美沙特罗替卡松粉吸入剂）常规使用方法：

（1）打开：用一只手握住外壳，另一只手的大拇指放在拇指柄上，向外推动直至完全打开。

（2）推开：握住准纳器，使吸嘴对着自己，向外滑动滑竿，直至发出"咔嗒"声，表明准纳器已做好吸

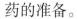

药的准备。

（3）吸入：将吸嘴放入口中，从准纳器中深深地平稳吸入药物，切莫从鼻吸入，然后将准纳器从口中拿出，继续屏住气约10秒钟，关闭准纳器。

信必可都保（布地奈德福莫特罗粉吸入剂）常规使用方法：

（1）拔出：用一只手握住外壳，另一只手的大拇指、食指及中指放在都保的底部，旋松并拔出瓶盖，确保红色旋柄在下方。

（2）旋转：拿直都保，握住底部红色部分和都保中间部分，向某一方向旋转到底，再向相反方向旋转到底，即完成1次装药，在此过程中，会听到一次"咔嗒"声。

（3）吸入：先呼气（不可对着吸嘴呼气），将吸嘴放入口中齿间，用双唇包住吸嘴用力深深地平稳吸入药物，切勿从鼻吸入，然后将吸嘴从口中拿出，继续屏气约10秒钟后恢复正常呼吸，将瓶盖盖住并旋紧。

165. 哮喘患者禁用哪些药物

（1）非选择性 β 受体阻滞剂，如普萘洛尔。

（2）抗胆碱酯酶药，如新斯的明、加兰他敏。

（3）M 胆碱受体激动药，如毛果芸香碱。

（4）其他药物如可待因、吗啡、芬太尼、硫酸镁等。

166. 老年人在使用哮喘药物时应注意什么

（1）避免或慎用可能加重或诱发哮喘的药物，如普萘洛尔，阿司匹林及其他非甾体抗炎药，血管紧张素转换酶抑制剂（ACEI）类。

（2）老年患者肝肾功能代谢减退，治疗哮喘用药剂量上要适当减低，必要时要加强监测及调整剂量。

（3）注意药物相互作用，避免不良反应发生。

七 其他慢性病安全用药

167. 什么是痛风

痛风是一种与遗传、代谢和生活方式有关的疾病。痛风的发病和人体血中尿酸浓度密切相关。由于体内代谢酶的缺乏，使合成和分解代谢发生紊乱，嘌呤合成过多，致使嘌呤的代谢产物——尿酸的合成增加及排泄减少，引起高尿酸血症。临床的症状是关节痛、肾结石和血尿等。

痛风是关节炎的一个类型。突发的关节烧灼痛，僵硬，水肿，都是痛风的表现，其中以足大趾发病最为常见。

168.治疗痛风的药物有哪些

（1）抗痛风发作药：此类药物有吲哚美辛和秋水仙碱等。吲哚美辛具有轻度的排尿酸作用，能消除痛风发作时引起的疼痛，常用于痛风发作所引起的骨关节痛。患者在服用此类药物时要整片吞服，但胃溃疡、癫痫、精神病患者禁止服用此药，并且此类药品不宜长期服用。秋水仙碱片的毒副作用较大，目前只限于急性痛风发作期。

（2）促尿酸排泄剂：此类药物包括丙磺舒、苯溴马隆等。这类药物主要通过抑制肾小管对尿酸盐的重吸收，增加尿酸盐的排泄，从而降低血中尿酸盐的浓度，防止尿酸盐结晶的生成，亦可促进已形成的尿酸盐溶解。该类药无抗炎镇痛作用，一般用于慢性痛风的治疗。

（3）尿酸合成阻断剂：此类药物主要有别嘌呤醇等。这类药主要通过抑制黄嘌呤氧化酶，阻止体内次黄嘌呤和黄嘌呤代谢为尿酸，从而减少尿酸的生成，可用于原发性、继发性和慢性痛风病的治疗。它不能控制痛风发作时的急性炎症，且必须在痛风的急性期消失后两周左右方可使用。

169.痛风患者在用药时要掌握哪些原则

（1）处在急性关节炎期的患者一定要早用药，以免错过最佳的治疗时机，而且不宜过早停药，以免病情复发。目前用于治疗急性关节炎期痛风的药物主要包括秋水仙碱、非甾体抗炎药和糖皮质激素等。

（2）伴有高尿酸血症的痛风患者应首选排尿酸药进行治疗，一定要将体内的血尿酸水平维持在 327 微摩尔/升以下，以预防痛风的急性发作，防止痛风石的形成，并保护肾功能。

（3）处于无症状期和慢性期的痛风患者应在医生的指导下坚持用药，以促进尿酸的排泄，降低体内的血尿酸水平。另外，此类患者在用药期间应定期监测血尿酸水平。

（4）痛风患者在进行药物治疗的同时，还应控制嘌呤的摄入量，要多喝水，喝小苏打水也是一个促进尿酸排泄的好方法。

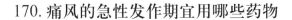

170. 痛风的急性发作期宜用哪些药物

（1）秋水仙碱：须饭时服用，是治疗急性痛风性关节炎的特效药物。

（2）非甾体类抗炎药：是治疗急性痛风的首选药物。

（3）糖皮质激素和促肾上腺皮质激素：当不能耐受非甾体抗炎药和秋水仙碱、有使用禁忌证或者用后无效时才使用糖皮质激素和促肾上腺皮质激素治疗，来缓解痛风的急性发作。

（4）白介素 -1 抑制剂：适用于一些不能耐受传统抗痛风药物的人群，但价格昂贵。

（5）其他药物：如青霉素、氨基葡萄糖等。

171. 痛风的发作间歇期宜用哪些药物

痛风发作的间歇期主要是维持血清尿酸水平在正常范围内和预防痛风的急性发作。宜选用的药物有：

（1）抑制尿酸生成的药物。此类药物有别嘌醇。一般情况下，患者对别嘌醇的耐受性较好。但肾功能不全的患者，药物的副作用明显增加，主要表现为皮疹、肝肾损害和白细胞减少。由别嘌醇引起的皮疹往往病情重、易复发而且死亡率高，因此患者一旦出现皮疹，应马上停药并及时就诊，在医生指导下使用足量的皮质激素。

（2）促进尿酸排泄的药物。如丙磺舒、苯溴马隆、硫氧唑酮等。

（3）尿酸酶类药物。此类药物有拉布立酶等，不良反应较轻。患者在服药过程中应多饮水，保证每日尿量在 2 升以上，以利尿酸的溶解和排泄。

172. 痛风患者慎用哪些药物

痛风患者慎用的药物有：速尿、氢氯噻嗪、氨苯蝶啶、吲达帕胺、青霉素、维生素 B_1、维生素 B_{12}、维生素 C、乙胺丁醇、吡嗪酰胺、左旋多巴、小剂量阿司匹林、维生素 E 烟酸酯等。

173. 服用苯溴马隆应注意哪些问题

苯溴马隆是常用的治疗痛风的药物，它通过抑制肾近曲小管对尿酸的重吸收，而促进尿酸的排泄，降低血浆尿酸浓度，发挥抗痛风的作用。不仅缓解疼痛，减轻红肿，还能使痛风结节消散，但在服用时要注意以下几点：

（1）急性期勿用：苯溴马隆不能缓解急性期痛风症状，而且还会延长痛风发作，痛风急性发作时要及时

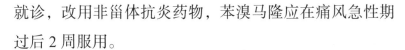

就诊，改用非甾体抗炎药物，苯溴马隆应在痛风急性期过后 2 周服用。

（2）勿擅自加量：苯溴马隆要从小剂量开始服用，不要擅自加量，否则血尿酸水平降低过快，会促进沉积在滑膜、软骨及关节等软组织中的尿酸盐结晶析出，引起痛风急性发作。因此苯溴马隆 1 次服用剂量为 25 ~ 100 毫克，应在医生指导下逐渐加量，最大剂量可用至 200 毫克。

（3）要大量饮水：服用时要多饮水，增加尿量，有助于尿酸的排出，减少痛风结石的形成。每日饮水总量要保持在 2500 毫升，并多饮碱性水，如矿泉水、苏打水等，使尿液碱化，有利于尿酸结晶的溶解和排泄。

（4）妊娠期妇女及中重度肾功能不全者要禁用苯溴马隆。

（5）谨慎合并用药：阿司匹林、水杨酸类、利尿酸、噻嗪类利尿剂与苯溴马隆合用时，可拮抗尿酸的排泄，减低苯溴马隆的药效，因此在与这些药物合用时要谨慎。

（6）定期检查肝功能：苯溴马隆有可能引起肝功能障碍，早期发现可以完全恢复正常，因此服用期间要定期检查肝功能，至少每 3 个月检查一次，一旦患者出现食欲不振、乏力、恶心、尿黄等症状，要立即检查，并停用药物。

174. 什么是类风湿关节炎

类风湿关节炎又称类风湿（RA），是一种病因尚未明了的慢性全身性炎症性疾病，以慢性、对称性、多滑膜关节炎和关节外病变为主要临床表现，属于自身免疫炎性疾病。该病好发于手、腕、足等小关节，反复发作，呈对称分布。

175. 治疗类风湿关节炎的药物有哪些

（1）第一代治疗药物：非甾体抗炎药物。代表药物有阿司匹林、双氯芬酸类，以及近年来新上市的选择性环氧酶-2特异性抑制剂，如尼美舒利、美洛昔康、塞来昔布等。

（2）第二代治疗药物：主要是糖皮质激素。

（3）第三代治疗药物（慢作用抗风湿药）：主要是细胞毒类药物及新型免疫抑制剂来氟米特。

（4）第四代治疗药物：主要以生物制剂为主。①肿瘤坏死因子阻断剂如依那西普、英夫利西单抗、阿达木单抗等；②白介素-1拮抗剂如阿那白滞素；③其他生物制剂如脾酪氨酸激酶抑制剂、集落刺激因子拮抗剂、趋化因子拮抗剂等。

（5）第五代治疗药物：直接针对 T 细胞发生作用的新型生物制剂，如阿巴西普等。

176. 使用新型免疫抑制剂来氟米特应注意什么

（1）来氟米特可引起一过性的谷丙转氨酶升高和白细胞下降，服药初期应定期检查谷丙转氨酶和白细胞。

（2）有肝脏损害和明确的乙肝或丙肝血清学指标阳性的患者慎用。

（3）免疫缺陷、未控制的感染、活动性胃肠道疾病、肾功能不全、骨髓发育不良的患者慎用。

（4）准备生育的男性应考虑中断服药，同时服用考来烯胺。

（5）服药期间不应使用免疫活疫苗。

（6）有罕见间质性肺炎的报道，有肺部疾患者应慎用。

177. 什么是骨性关节炎

骨性关节炎也称退行性骨关节病，是一种发生在老年人群的退行性疾病，是一组具有不同病因学但却有相似的生物学、形态学及临床特征的疾病，其中以膝关节的发病率较高。临床表现为进行性、慢性发展的关节肿痛、僵硬、活动受限，并伴有继发性滑膜炎。

178. 骨性关节炎应如何用药

（1）改善症状药物。①口服给药：多为抗炎止痛药，包括对乙酰氨基酚、非甾体抗炎药、阿片类药。对于轻中度患者，对乙酰氨基酚为一线药物；中至重度疼痛者，推荐使用非甾体抗炎药；剧烈疼痛者，如果经过上述治疗后症状没有明显缓解，则可以应用阿片类药物，如曲马多、缓释吗啡等。②注射给药：当关节疼痛、肿胀时，口服药物无效者，可在抽吸关节积液的同时，向关节腔内注射激素，能缓解疼痛和改善功能。

（2）改变病情药物。①口服给药：硫酸氨基葡萄糖；②注射给药：透明质酸钠、鹿瓜多肽注射液等。

（3）其他药物。中药内治、中药外治、中药敷贴等。

179. 服用非甾体抗炎药应注意什么

（1）此类药物主要不良反应为胃肠道反应，可诱发或加重消化道溃疡和出血，故溃疡病患者禁用。

（2）注意此类药物之间存在的交叉变态反应，若患者对阿司匹林过敏，则应用吲哚美辛、布洛芬、吡罗昔康均可能发生变态反应，应注意。

（3）该类药物有不同程度的肝、肾毒性，对需要长期应用非甾体抗炎药者，必须定期检查肝、肾功能。对严重肝、肾功能障碍者禁用此类药物。服用此类药物时，不要饮酒，因乙醇可加重药物的肝肾毒性，甚至诱发药源性肝炎。

（4）警惕此类药物对血液系统的损害。由于此类药物可引起粒细胞减少或再生障碍性贫血，因此长期服药时应定期检查血象，对造血功能不全引起的贫血及血小板减少患者应避免使用。

180. 服用雷公藤多苷片应注意什么

（1）服药期间可引起月经紊乱，精子活力及数目减少，白细胞和血小板减少，但停药后可恢复。

（2）此药可引起心悸、胸闷、气短，严重中毒时血压可急剧下降，甚至出现心源性休克，有严重心血管病和老年患者慎用。

（3）少数患者可出现血清转氨酶升高、肝肿大、乏力、消化道症状等中毒性肝炎表现，严重肝肾功能不全者慎用。

（4）孕妇及哺乳期妇女忌用。

181. 使用注射用重组人 II 型肿瘤坏死因子受体 - 抗体融合蛋白应注意什么

（1）其同类品种在使用时发生了严重的感染，如败血症、甚至危及生命的感染。因此，当有反复发作的感染史或者有易导致感染的潜伏疾病时，应极为慎重使用。

（2）当发生严重感染如糖尿病继发感染，结核杆菌感染等时，患者应暂停使用本品。

（3）在使用本品的过程中，应注意过敏反应的发生，包括血管性水肿、荨麻疹以及其他严重反应。一旦出现过敏反应，应立刻中止本品的使用，并予适当处理。

（4）本品可调节炎症及细胞免疫反应，因此在使用本品时，应充分考虑其可能会影响到患者的抗感染及抗恶性肿瘤的作用。

（5）虽然目前尚无数据显示患者在接受本品的同时接种活疫苗可传播感染，但在使用本品期间不可接种活疫苗。

（6）因其同类品种有导致充血性心衰患者病情恶

化的可能，因此，对于有充血性心衰的患者在需要使用本品时应极为慎重。

（7）孕妇及哺乳期妇女禁用。

182. 什么是肥胖症

肥胖症指体内脂肪堆积过多和（或）分布异常、体重增加，是包括遗传和环境因素在内的多种因素相互作用所引起的慢性代谢性疾病。肥胖症作为代谢综合征的主要组分之一，与多种疾病如 2 型糖尿病、血脂异常、高血压、冠心病、卒中及某些癌症的发生密切相关。

183. 治疗肥胖症的药品有哪些

（1）食欲抑制剂：作用于中枢神经系统，主要通过下丘脑调节摄食的神经递质如儿茶酚胺、血清素能通路等发挥作用。包括拟儿茶酚胺类制剂，如苯丁胺等；拟血清素制剂，如氟西汀；以及复合拟儿茶酚胺和拟血清素制剂，如西布曲明。

（2）代谢增强剂：β_3 肾上腺素受体激动剂可增强生热作用、增加能量消耗，其效应仍在研究和评价中。甲状腺素和生长激素已不主张应用。

（3）减少肠道脂肪吸收的药物。主要为脂肪酶抑制剂奥利司他。目前获准临床应用的只有奥利司他和西布曲明。

184. 服用奥利司他应注意哪些问题

奥利司他是非中枢性作用减肥药,是胃肠道中胰脂肪酶、胃脂肪酶抑制剂,可以减慢胃肠道中食物脂肪水解过程,减少对脂肪的吸收,促进能量负平衡,从而达到减重效果。推荐剂量为 120 毫克,每天 3 次,餐前服。服用时应注意以下事项:

(1)当奥利司他与脂肪含量很高的食物同服时,发生胃肠道反应的可能性增加。

(2)在 2 型糖尿病患者中,奥利司他在导致体重减轻的同时常常伴随着血糖控制的改善,从而可能或须要减少口服降糖药的剂量。

(3)奥利司他与环孢霉素联合用药时可造成后者血药浓度的降低。因此建议在奥利司他与环孢霉素联合用药时,对后者的血清浓度进行比通常情况下更为密切的监测。

(4)患慢性吸收不良综合征、胆汁郁积症及对奥利司他或药物制剂中任何一种其他成分过敏的患者禁用。

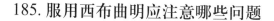

185. 服用西布曲明应注意哪些问题

西布曲明是中枢作用减肥药。用于治疗经过控制饮食和运动不能使体重达标的肥胖症患者。推荐用于体重指数（BMI）≥ 30 千克／平方米，或 ≥ 28 千克／平方米同时伴有其他危险因素如糖尿病、血脂异常等的肥胖症患者。推荐剂量为每天 10 ~ 30 毫克。服用该药时应注意以下事项：

西布曲明可引起不同程度的口干、失眠、乏力、便秘、月经紊乱、心率增快和血压增高等副作用。老年人及糖尿病患者慎用。高血压、冠心病、充血性心力衰竭、心律不齐或卒中患者不能用。血压偏高者应先有效降压后方可使用。因西布曲明可能引起或加重胆结石的形成，故胆石症患者应慎用西布曲明。西布曲明可引起瞳孔扩大，应慎用于闭角型青光眼患者。有癫痫病史的患者应慎用，对于有癫痫发作的患者应停止使用。另外，西布曲明有可能会影响判断力、思维力或运动技能。

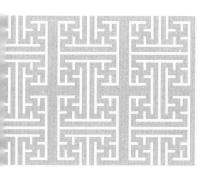

第三篇
安全用药常识

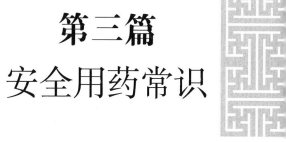

186. 慢性病患者的家庭药箱应该怎样管理

　　家人若患有慢性病，如高血压、糖尿病、冠心病、类风湿性关节炎等，患者应在主治医生的指导下个体化配置药箱，同时应遵照医嘱，按时定量服药。家庭药箱应放在易于拿到的地方，以免在出现问题时到处乱翻乱找，延误病情。药买来后，药品说明书要随药物一起妥善保存，以便服用时仔细阅读，并确定自己当时的情况是否适合服用该药物。

187. 如何合理贮存备用药品

　　（1）尽量不要更换药品原包装：药品未用完时，不要丢弃原包装。因为药品的名称、规格、用法和使用期限都在原包装上，若丢弃很容易吃错药或服用过期药物。

　　（2）定期清理存药：过期药物应及时丢掉，丢掉前一定要将丢弃药物毁坏后再丢弃，以免造成他人误服。原则上应每 3 ～ 6 个月清理药箱一次。

　　（3）冷处储存：即将药品放置冰箱内，但不要放入冷冻室。因为大多数药品一旦冷冻，即使再融化也可能变质，不宜再用。

（4）药品应放在孩子拿不到的地方，以免孩子误服出现危险。

188. 如何识别药品有效期

药品超过有效期则不能再使用，否则会影响疗效，甚至会带来严重不良后果。很多家庭没有定期清理家庭小药箱的习惯，有的药品存放很长时间，超过有效期仍不知道。有效期是指可保证药品安全有效的效期，可使用到药品标识物上所标明月份的最后 1 天，如"有效期"为 2014 年 6 月，则可使用到 2014 年 6 月 30 日。

189. 如何识别变质的药品

患者可以从外观上观察药品变化，如有以下变化则判为变质：

（1）胶囊：软化、碎裂，或表面粘连、发霉等。

（2）丸剂：变硬、变形、变色，有异样斑点或发霉。

（3）片剂：有花斑、黄片、发霉或表面有结晶。

（4）糖衣片：表面露底，呈花斑或黑色，以及崩裂、粘连发霉。

（5）冲剂（颗粒剂）：有结块、潮解或冲服时有絮状物。

（6）口服液：无论颜色深浅，一般都应澄清透明，如有较多的沉淀物、絮状物，甚至发霉、有异味都应按变质药品处理。

（7）注射剂：①水针应澄明，无颜色变化，特别是静脉或输液的针剂如发现颜色加深，即说明药品质量出现问题；②油针如黄体酮等一般呈淡黄色，均应澄清，如浑浊、沉淀、分层或颜色变深则不能再用；③粉针应为干燥粉末，色泽应均匀一致，摇动时自由翻转，如有粘瓶、结块、变色等，则不能再使用。

190. 为什么过期药品不能使用

现实生活中，由于种种原因，几乎每个家庭都有过期药品的存在。药品过期以后，已失去应有的药效，人服用后，不仅不能治病，还会造成不良后果，导致中毒或过敏反应，甚至危及生命安全。尤其是抗生素、酶类制剂，一旦过期，药性十分不稳定。活菌疫苗过期后也可能产生变异，使用后可直接危害人体健康。

191. 药品的正确使用方法有哪些

口服药的正确服药体位是坐位或站立位。口服片剂、胶囊剂、颗粒剂等用一小杯温开水送服，服药时饮水过多会稀释胃酸，不利于药物的溶解吸收。一般来说送服固体药物用 100 ～ 200 毫升温开水即可；对于糖浆这种特殊的制剂来说，服用后不宜马上饮水；肠溶片剂，肠溶胶囊、控释（缓释）片剂或胶囊剂，不能掰开或嚼碎服用，否则会失去药效；口含片应在口腔慢慢溶化，不可嚼服；喷（气）雾剂类使用前注意说明书提示的用法。

外用眼药水应用时应平躺或仰头，一只手撑开上下眼皮，从内眼角滴入一滴眼药水，闭上眼睛，眼珠转动 1 ～ 2 圈，使药物分散。使用阴道栓剂时应洗净手及外阴部，用拇指和食指拈出一枚栓剂，平躺或采取适当体位，将栓剂尖端向内，用中指将栓剂缓缓推入阴道深处。在使用直肠栓剂前，应尽量排净肠道粪便，洗净手及肛门，用拇指和食指拈出一枚栓剂，侧躺或采取适当体位，将栓剂尖端向内，用中指将栓剂缓慢推入直肠深处。

药品的种类很多，使用前一定要注意给药途径，切不可将外用药品误入口内。

192. 为什么不能干吞药片

在生活中，有很多人为了省事，口服药物时不喝水，直接将药物干吞下去，这是非常危险的做法。没有糖衣的阿司匹林、去痛片、氯化钾或某些胶囊制剂，干吞时药片在进入食道后，由于渗透压的关系，很容易黏附在食道上，使药物在食道内停留时间过长。有些药物在未进入胃内时就迅速溶解，对食道黏膜产生巨大的刺激，轻者可造成黏膜损伤，产生浅表溃疡，重者则引起出血等。另外由于没有足够量的水来帮助药物溶解，有些药物容易在体内形成结石。

193. 为什么胶囊不能打开服用

近年来，胶囊制剂药品逐渐增多，有些患者觉得胶囊不易吞服，特别是老年人，于是把胶囊打开，将其中的药粉倒出来服用，这样做是不科学的。将药物做成胶囊的目的一是因为胶囊药物服用后一般是在肠内溶解，以保证药物效力充分发挥；二是有些胶囊可以遮盖其中药物的不良气味，或者使药品外形整洁美观，使患者服用时不产生厌恶感，方便患者用药，增强其战胜疾病的信心。如果把药粉倒出来服，不但影响疗效，还会产生一些不良反应。

194. 为什么缓释制剂不可掰开后再服用

缓释制剂的优点是能够起到长效作用，减少服药次数，方便患者，一般情况下 1 天只需服用 1 次。当药片被掰碎后，药片中的控释膜或控释骨架会遭到破坏，使药效迅速释放，这样不仅达不到缓释和长效的目的，而且快速释放还可导致体内的药物浓度骤然上升，引起药物中毒。

195. 为什么注射剂不能口服

注射剂原则上不能口服。很多药物之所以制成针剂使用，是因为这些药物在消化道的胃酸溶液中不稳定，易遭到破坏，使其失效或吸收不好，而不能达到有效的血药浓度，起到治疗疾病的目的。例如口服青霉素粉针、红霉素粉针、庆大霉素注射液等是没有临床疗效的，还会引起药物过敏反应，如皮疹、药物热、过敏性休克等。现常用的直（曲）颈玻璃安瓿打开时，玻璃碎片也会混入药液而被误服吞下，致使食管划伤，造成消化道内出血。

196. 为什么不能躺着服药

躺着服药是服药的一个常见误区。许多慢性病患者有临睡前服药的习惯，认为服药后立即休息，有助于药物的吸收。也有人懒得爬起床，喜欢躺着服药。其实，服药后马上睡觉跟躺着服药一样，都是错误的做法。躺着服药，药物容易黏附于食道壁，不仅影响疗效还可能刺激食道，引起咳嗽或局部炎症，严重者甚至损伤食道壁。所以，最好取坐位或站立位服药，切勿躺着服药及服药后马上睡觉。

197. 为什么不能对着瓶口喝药

有些药物是瓶装的，如糖浆或合剂等。一些人为了方便，服药时对着瓶口喝药，这是不正确的服药方法。这样做一方面容易污染药液，加速其变质；另一方面不能准确控制摄入的药量，从而达不到药效，或者服用过量而增大副作用。正确的服用方法是用汤勺喝药。对于糖浆这种特殊制剂，特别是止咳糖浆，须要药物覆盖在发炎的咽部黏膜表面，形成保护性的薄膜，以减轻黏膜炎症反应、阻断刺激、缓解咳嗽等，所以喝完糖浆不要立即喝水。

198. 为什么不要用茶水服药

口服药物应使用温开水送服，不提倡使用茶水服药。因为茶水中含有咖啡因、茶碱等物质，属于偏碱性的水溶液，这样用来服药，会与某些药物发生化学反应，影响药效的发挥。例如我们经常服用的止痛药，是酸性的，如果用茶水送服，就会使酸碱中和，失去药效。

199. 为什么药品不能用果汁、酒类送服

果汁是酸性的水溶液，它可以使许多药物提前溶解，不利于胃肠道的吸收。而且果汁中含有大量的维生素 C。维生素 C 是一种氧化还原剂，会影响部分药效的发挥。

服药时饮酒危害较大。酒中含有浓度不等的酒精（乙醇），可与多种药物发生戒酒硫样反应，降低药效或增加药物的毒副作用。即使饮用酒精浓度较低的啤酒、葡萄酒也不可，因其均含有酒精成分。因此服药时一定不能用酒来送服药物，在服药前后也不能饮酒。

200. 吸烟对药物吸收有影响吗

服药期间吸烟对药物的吸收是有影响的。患者服药后，一般都知道忌食生冷、辛辣、油腻的食物，却不知还应忌烟。试验证明服药后半小时内吸烟，药物到达血液的有效成分只有 1.2% ~ 1.8%，而不吸烟的患者，药物到达血液的有效成分可达 21% ~ 24%。因为烟碱可增加肝脏酶的活性，减慢药物的降解速度，使血液中的有效成分降低。不仅如此，吸烟还延迟胃内容物的消化时间，减慢药物的吸收。因此，为保证药物的疗效，服药期间尽量不要吸烟。

201. 为什么不能随意加大服药剂量

随意加大服药剂量，不但不能更快治好疾病，反而容易发生药物不良反应。一般药物的疗效，是不会因为剂量增加而提高的。因为药物在肠道被吸收有一定限度，加大用药剂量只不过是增加排泄而已。据统计，患者用药后所引起的不良反应中，90％以上都是由于用药过量所引起。比如过量服用四环素和对乙酰氨基酚（扑热息痛），都会损害肝脏；链霉素用量过大，可引起头晕和耳聋；庆大霉素用量过大，可引起蛋白尿和血尿。

202. 哪些药物不宜骤然停止使用

在临床上，有些药物是必须长期服用，甚至终身服用的，如降压药、降糖药、抗凝剂等。有些药物在服用了一个阶段后可以停用，但是必须在医生的指导下逐渐减量后停用，如各类抗结核药、抗癫痫药、抗精神病类药等。倘若骤然停止使用这类药物，将会产生症状复发，病情加重，影响疗效。治疗过程中是否须停药，一定要咨询相关疾病主治医师的意见。

203. 为什么要按时按量服药

有些患者不按时按量服药，不但会影响药物的效果，而且可能给身体带来损害。药品的用量直接关系到血液里的药物浓度，而达到一定浓度是药物发挥作用的必要条件。剂量太小，达不到治疗目的；剂量太大，不一定能增加药物疗效，相反会增加药品的不良反应，甚至会引起药物中毒，尤其是一些治疗剂量和中毒剂量较为接近的药物。而服药次数又是维持血液中有效药物浓度的重要因素，如果缩短用药间隔，频繁给药，就相当于增加了用药剂量，会加重药品的不良反应，容易造成药物中毒。不能按时服药，不但产生耐药性，而且会影响疗效。

204. 为什么要了解服药时间

为了用药安全有效，必须按照医嘱或在药品说明书的指导下正确掌握用量和用药时间。服药时间一般分以下几种：

（1）空腹服用：一般指清晨进食前，这样能使药物迅速进入肠道并保持较高浓度。

（2）睡前服用：一般指睡前 15 ～ 30 分钟服用，会减轻症状。如安眠药，睡前服用可迅速入睡，维持良好睡眠状态。

（3）饭前服用：饭前 30 ～ 60 分钟服用，这类药物可增加食欲和胃液分泌，充分作用于胃壁，或饭前胃内较空能更好吸收，或是不为食物所阻，较快进入肠道发挥作用等。

（4）饭时服用：例如助消化类药物，饭时服用能及时发挥作用。

（5）饭后服用：饭后 15 ～ 30 分钟服用，大部分药物是在饭后服用，可减轻或避免对胃产生刺激。

（6）间隔一定时间服药：有的药物在体内被排泄或破坏较快，为了维持有效浓度，须每隔一定时间服用。例如每日 3 次，一般在早、中、晚相隔 6 ～ 8 小时各服用一次。又如每日 4 次，一般在白天间隔 4 ～ 6 小时用一次。

205. 哪些药物宜餐前服用

（1）胃黏膜保护药：氢氧化铝或胃舒平、复方三硅酸镁、复方铝酸铋等，餐前服用可充分地附着于胃壁，形成一层保护膜。

（2）健胃药：如龙胆、大黄宜于餐前 10 分钟服用，可刺激食欲和胃液分泌。

（3）促胃肠动力药：甲氧氯普胺（胃复安）、多潘立酮（吗丁啉）宜于餐前服用，以促进胃蠕动和食物向下排空，帮助消化。

（4）抗骨质疏松药：为便于吸收，避免对食管和胃的刺激，口服阿仑膦酸钠应空腹给药，并建议用足量水送服，服后 30 分钟内不宜进食。

（5）抗生素：宜在饭前服用，可使药物在通过胃时不会过分稀释，从而能达到更好的治疗效果。

206. 哪些药物宜餐后服用

（1）非甾体抗炎药：吲哚美辛（消炎痛）等药物对胃黏膜有刺激作用，因此服用该类药物时，大多餐后服用，可减少不良反应的发生。

（2）维生素 B_2：维生素 B_2 宜饭后服用，因为其可伴随食物进入小肠，以利于药物的吸收。

（3）H_2 受体阻断药：西米替丁、雷尼替丁等餐后服用比餐前服用效果好。因为餐后胃排空延迟，有更多的抗酸和缓冲作用时间。

（4）头孢呋辛酯：头孢呋辛酯于餐后服用可提高血药浓度，减少不良反应。

207. 哪些药物适于餐中或进食时服用

（1）降糖药：二甲双胍、阿卡波糖、格列美脲宜餐中服。阿卡波糖应随第一口餐嚼服，以减少对胃黏膜的刺激。瑞格列奈宜进餐时服用，不进餐时无须服用。

（2）助消化药：乳酶生、酵母、胰酶、淀粉酶宜在餐中吃。

（3）抗骨性关节炎药：硫酸氨基葡萄糖最好在进餐时服用，可减少短暂的胃肠不适。

（4）治疗胆结石和胆囊炎药：熊去氧胆酸于早、晚进餐时服用，可减少胆汁胆固醇的分泌，有利于结石中胆固醇的溶解。

（5）抗真菌药：灰黄霉素难溶于水，与脂肪餐同服后，便于人体吸收，可提高血药浓度2倍。酮康唑、伊曲康唑与食物同服,可减少恶心、呕吐反应并促进吸收。

（6）抗血小板药：噻氯匹定宜进餐时服用，可提高生物利用度并减轻胃肠道不良反应。

208.哪些药物宜睡前服用

（1）催眠药：各种催眠药的起效时间有快、慢之分，艾司唑仑（舒乐安定）、地西泮（安定）、硝西泮（硝基安定）、苯巴比妥(鲁米那)分别约在25分钟、40分钟、45分钟、60分钟起效，失眠者可择时选用。

（2）平喘药：哮喘多在凌晨发作，睡前服用沙丁胺醇、氨茶碱、喘定，止喘效果更好。

（3）血脂调节药：包括洛伐他汀、辛伐他汀等他汀类药物提倡睡前服，因为肝脏合成多在夜间，晚餐后服药有助于提高疗效。

（4）抗过敏药：苯海拉明、氯苯那敏（扑尔敏）、赛庚啶、酮替芬等服用后易出现嗜睡、困乏和注意力不集中的情况，睡前服用安全并有助于睡眠。

209. 中药该怎样服用

一般来说，中药通常须1天口服3次，病情缓和者可每天口服2次；而病情较重、较急者，可根据医师的指示，每隔4小时左右服药一次，夜晚也不停止，以使药力持续，有利于更快地缓解症状，减轻病情。大多数药物宜温服，发汗药更须热服以助药力，而清热药最好放凉后服用。选择正确的服药时间，才会得到最佳的治疗效果。

服中药的时间与疗效密切相关，时间要根据不同的病情和方药而定。一般规律为：①滋补药宜早餐前30~60分钟、睡前30分钟空腹时各服一次，以利于药物吸收；②治疗慢性病的中成药宜固定时间服用，早晚各1次或早中晚共3次，使体内保持相对稳定的药物浓度；③治疗胃病药一般可餐后服，以减轻对胃肠的刺激，但健胃药应于餐前服；④安神药和驱虫药须睡前30分钟空腹服；⑤辛温解表散寒药冲后即可服用；⑥辛辣

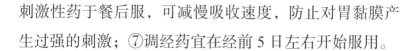

刺激性药于餐后服，可减慢吸收速度，防止对胃黏膜产生过强的刺激；⑦调经药宜在经前 5 日左右开始服用。

210. 怎样正确识别处方药和非处方药

处方药是必须凭执业医师或执业助理医师处方才可调配、购买和使用的药品。非处方药是相对于处方药而言的，系指应用安全、质量稳定、疗效确切、使用方便，不须医生处方在药房中即可买到的药物。非处方药在一些国家又称为 OTC 药品，意为在柜台上可以买到的药品，购药者参考其说明书即可使用。非处方药的剂型有口服剂、外用剂、吸入剂、五官科制剂及腔道用栓剂，不包括注射剂。非处方药外包装上标有专有标识，其图案为椭圆形背景下的"OTC"三个英文字母的组合。我国公布的非处方药标识分为甲类非处方药专有标识和乙类非处方药专有标识，甲类为红色椭圆形底阴文，乙类为绿色椭圆形底阴文。

211. 使用非处方药须注意哪些问题

（1）明确用药目的：即"有的放矢"，既要知道自己的病情，又要了解所用药物的作用，不能任意使用药品。

（2）严格按量按时用药：有些老年慢性病患者记

忆力减退，容易忘记用药，有时因治疗心切，往往自行加量，这是非常危险的行为。有的人漏服一次药后，下次服药时自行服用双倍剂量，这样很容易发生服药过量，加重原有疾病。为了做到按量按时用药，可以设定闹钟并写一纸条置于明显位置，提醒自己准时用药。

（3）掌握服药必备知识：内服药片或胶囊时，应用温开水送服。有的药片不宜嚼碎或压碎，有的药片则须要嚼碎或打碎后服用，都必须按照说明书使用。对各种控释片、缓释片以及肠溶片等，均不可掰碎后服用。

（4）注意药物不良反应：首先要知道自己的药物过敏史，尤其是在使用同类药物时更应谨慎，并留心观察用药后的全身变化，如皮疹、瘙痒、红斑、头晕、无力等，一旦出现不良反应，应立即停药就医。

（5）警惕药物相互作用：慢性病患者往往同时服用多种药物，中、西药合用十分普遍，为此，在用药前应向医师或药师咨询。

212. 非处方药不会发生不良反应吗

非处方药具有较高的安全性，潜在毒性低，不易引起蓄积中毒，在正常剂量下，不良反应发生率低。或虽有轻微的副作用，但患者可自行察觉，可以忍受，停药后即可自行缓解。因为有这些特点，患者们往往认为非处方药可以放心使用，绝对安全。其实，这是安全用药的一大隐患。

非处方药虽然安全性较高，但只是相对处方药而言。非处方药也是药品，同样具有药品的各种属性，因此非处方药并非绝对"安全"。所以在应用时要注意自我监测，记住"是药三分毒"。

213. 怎样准确阅读药品说明书

药品说明书是指导安全用药的主要依据，具有法律效力。用药前准确阅读和理解说明书是安全用药的前提。患者首先应了解药品的名称，药品说明书都有药品的通用名，使用者一般只要能清楚药品的通用名，就能避免重复用药。其次要注意药品适应证，根据自己的症状和病情对症下药，可在药师的咨询下选择购买。第三，要了解药品的用法，切不可将外用药误服。第四，注意药物的用量，按说明书的规定服用，一般说明书用量都是成人服用剂量，老人用量应酌情减少，儿童必须准确折算后再服用。特别重要的是，在阅读说明书时，对禁忌证、不良反应、药物相互作用、注意事项等要重视。如有不明之处，应向药师或医师咨询。

214. 为什么药品须遮光、密闭和密封保存

药品是一种特殊的物质，为保证药品的质量和疗效，药品要遮光、密闭和密封保存，否则药品会分解失效，增加毒副作用，损害健康。

（1）遮光：指用不透光的容器包装，如棕色容器或黑纸包裹的无色透明、半透明容器，用于存放易受光线辐照而变质的药品。这类药品有氨茶碱片及注射剂，维生素 C 片及注射剂等。

（2）密闭：指将容器密闭，以防尘土及异物进入。常用于易吸潮而变质的药品，易风化及易挥发的药品。①遇湿容易变性的有酵母片、复方甘草片、含碘喉片、维生素 B_1 片、颠茄片、各种胶丸和胶囊；②吸潮易变质的有阿司匹林，助消化药，各种酶如淀粉酶、胰酶等的片剂；③遇空气风化的如硫酸镁；④容易挥发的有酒精、香精、酒精配制的制剂等；⑤在空气中易氧化的如鱼肝油等；

（3）密封：指将容器密封，以防止风化、吸潮、挥发或异物进入。一般包括各种化学试剂、结晶药品等。

215. 药品储存温度有什么讲究

阅读药品说明书中，经常提到药品储存的温度，合

适的温度是保证药品的质量和疗效的必备条件。室温指 10～30℃；阴凉处是指不超过20℃；凉暗处指避光及储存温度不超过20℃；冷处或冷藏指2℃～10℃。

216. 应该用什么容器装药品

目前市面上销售的塑料瓶多为高密度聚乙烯塑料制品，其本身具有较大的透气、透湿和透光性，所以瓶内的药物并不能与外界完全隔绝，导致药物易受影响而逐渐被分解破坏或腐败变质。用中性玻璃瓶装药液则无酸败、沉淀、受潮及药液容量损失的问题，尤其是棕色玻璃瓶具有很好的避光作用，特别适合盛装受光照而分解的药物。

217. 如何识别药品批准文号

药品批准文号，是国家食品药品监督管理总局授予药品生产企业生产、销售药品的法律文件的序号，是药品进入市场流通和使用必不可少的标志。掌握了药品批准文号统一格式的识别方法，就能很快判断药品的一些基本情况，有助于对药品真伪及是否合法进行判别，保障用药安全。人们在买药时，要看清药品批准文号，无批准文号的药品，应禁止购买和使用。

药品批准文号的格式由"国药准字 +1 位字母 +8 位数字"组成。1 位字母代表药品类别，分别是 H 代表化学药品，S 代表生物制品，J 代表进口分装药品，T 代表体外化学诊断试剂，F 代表药用辅料，B 代表保健药品，Z 代表中药。字母后的 8 位阿拉伯数字中的第 1、2 位代表批准文号的来源，第 3、4 位表示批准某药生产之公元年号的后两位数字，第 5 ~ 8 位数字为顺序号。

218. 如何识别药品生产批号

药品生产批号是药品每批生产的日期，了解药品生产批号，可方便您及时清理过期药品。药品生产批号一般由六位数字组成，前两位数字表示年份，中间两位数字表示月份，末尾两位数字表示日，如"130615"即表示此药是 2013 年 6 月 15 日生产出来的。如印有"130615-2"即表示此药是 2013 年 6 月 15 日第二批生产出来的。

219. 说明书中的"剂量""常用量""极量" "致死量"的含义是什么

药物的不同用量会起到不同的效果，所谓用量就是"剂量"。剂量太小，达不到体内的有效浓度，起不到治疗作用，这种小剂量就称为"无效量"。当剂量增加到出现最佳治疗作用时，这个剂量就叫治疗量，即"常用量"。在常用量的基础上再增加剂量，直加至即将出现中毒反应为止，这个量就称为"最大治疗量"，也就是"极量"。用药超过极量时，就会引起中毒，这就是"中毒量"。在中毒量的基础上再加大剂量，就会引起死亡，此剂量称之为"致死量"。

220. 药物的慎用、忌用、禁用的区别是什么

（1）慎用：指用药时要小心谨慎，即在使用药品时要注意观察，如果出现不良反应应当立即停药。通常须要慎用的都是指小儿、老人、孕妇以及心脏、肾脏功能不好的患者。但慎用并不等于不能使用，一般来说，家庭遇到慎用药品时，应当向医生咨询后使用为好。

（2）忌用：指最好不用。某些患者服用此类药物后可能会带来明显的不良反应和不良后果。

（3）禁用：指绝对禁止使用的药物，此类药物一旦服用，就会出现严重的不良反应或中毒。

参考文献

[1] 张晓琳，张佩．寻医问药 [M].北京：中国医药科技出版社，2014.

[2] 余勤，高占成．得了呼吸系统疾病怎么办 [M].北京：人民卫生出版社，2015.

[3] 王琪，高占成．支气管哮喘 [M].北京：人民卫生出版社，2015.

[4] 范利，张丽．药用对了才治病·心血管病合理用药问答 [M].北京：人民卫生出版社，2014.

[5] 武剑．药用对了才治病·脑血管病合理用药问答 [M].北京：人民卫生出版社，2014.

[6] 杜文民．安全用药必读 [M].上海：上海科学技术出版社，2013.

[7] 戴秀英．百姓家中医生·家庭医生家庭安全用药手册 [M].银川：宁夏人民出版社，2009.